F.A. Davis Company · Philadelphia

运动疗法临床手册

Ther Ex Notes

Clinical Pocket Guide

主　编　〔美〕卡罗琳·基斯纳（Carolyn Kisner）
　　　　〔美〕林恩·艾伦·科尔比（Lynn Allen Colby）
主　审　王于领　中山大学附属第六医院
主　译　张　鑫　同济大学
副主译　李晏龙　和睦家康复医院
　　　　何　苗　中南大学湘雅二医院
　　　　孙　杨　上海体育学院
　　　　张喆安　上海市第一康复医院
译　者　姚雅绮　上海市第一康复医院
　　　　马　霞　上海市第一康复医院
　　　　张　秦　北京大学国际医院
　　　　郭慧敏　上海体育学院
　　　　虞合铖　上海市第十人民医院
　　　　陆梓予　复旦大学附属华山医院
　　　　胡　靖　同济大学
　　　　郝　杰　中山大学
　　　　林宇峰　同济大学
　　　　李惟华　首都医科大学
　　　　高　雅　北京大学医学院

北京科学技术出版社

The original English language work has been published by:The F.A.Davis Company, Philadelphia, Pennsylvania

Copyright © 2018 by F.A.Davis Company .All rights reserved.

著作合同登记号　图字：01-2020-3732

图书在版编目（CIP）数据

运动疗法临床手册 /（美）卡罗琳·基斯纳（Carolyn Kisner），（美）林恩·艾伦·科尔比（Lynn Allen Colby）编著；张鑫主译 . —北京：北京科学技术出版社，2021.6

书名原文：Ther Ex Notes: Clinical Pocket Guide

ISBN 978-7-5714-1502-0

Ⅰ. ①运… Ⅱ. ①卡… ②林… ③张… Ⅲ. ①运动疗法 – 手册 Ⅳ. ①R454–62

中国版本图书馆CIP数据核字（2021）第049516号

责任编辑： 于庆兰
责任校对： 贾　荣
图文制作： 永诚天地艺术设计有限公司
责任印制： 吕　越
出 版 人： 曾庆宇
出版发行： 北京科学技术出版社
社　　址： 北京西直门南大街16号
邮政编码： 100035
电　　话： 0086–10–66135495（总编室）　0086–10–66113227（发行部）
网　　址： www.bkydw.cn
印　　刷： 北京宝隆世纪印刷有限公司
开　　本： 710 mm × 1000 mm　1/32
字　　数： 310千字
印　　张： 9.5
版　　次： 2021年6月第1版
印　　次： 2021年6月第1次印刷
ISBN 978-7-5714-1502-0

定　价： 68.00元

《物理治疗师临床速查》丛书

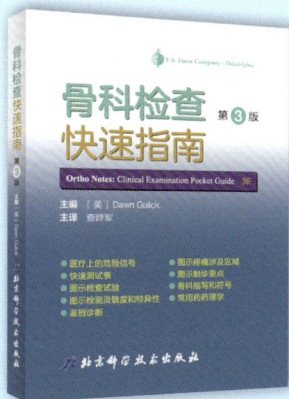

骨科检查快速指南 第 3 版

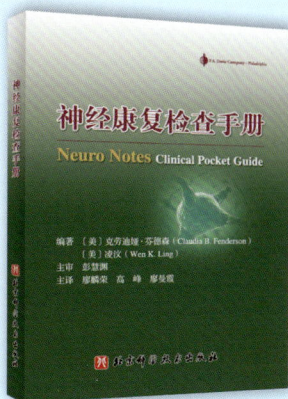

神经康复检查手册

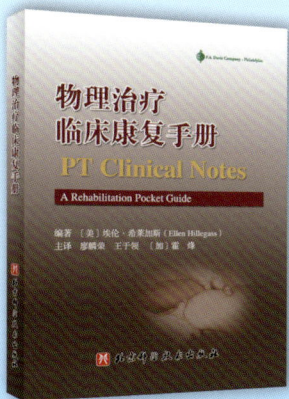

物理治疗临床康复手册

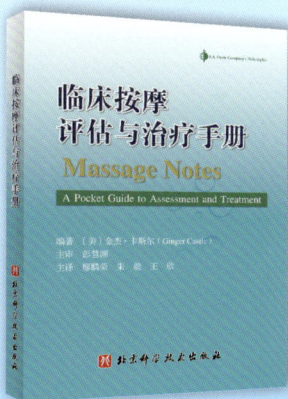

临床按摩评估与治疗手册

目 录

第 1 章　概述

缩略词

A-AROM（active assistive range of motion）主动辅助活动度
abd（abduction）　　　　　　　　外展
Abs（abdominal muscles）　　　　 腹肌
AC（acromioclavicular）　　　　　肩锁关节
ACL（anterior cruciate ligament）　前交叉韧带
add（adduction）　　　　　　　　内收
ADL（activities of daily living）　 日常生活活动
ant（anterior）　　　　　　　　　前
ant tib（anterior tibialis muscle）　胫骨前肌
A/P（anteroposterior）　　　　　　前 / 后
APT（anterior pelvic tilt）　　　　 骨盆前倾
AROM（active range of motion）　 主动活动度
ASIS（anterior superior iliac spine）　髂前上棘
ATFL（anterior talofibular ligament）　距腓前韧带
BAPS（biomechanical ankle platform system）生物力学踝关节平台系统
BB（backward bend）　　　　　　 后伸
bid（twice a day）　　　　　　　 1 日 2 次
BP（blood pressure）　　　　　　 血压
CAM（controlled ankle motion）　 踝关节活动制动
CFL（calcaneofibular ligament）　 跟腓韧带
CKC（closed kinetic chain）　　　 闭合运动链
CMC（carpometacarpal）　　　　　腕掌关节
CPM（continuous passive motion）　持续性被动活动
CRPS（complex regional pain syndrome (type Ⅰ and Ⅱ)）
　　　　　　　　　　　　　　　 复杂性区域疼痛综合征（Ⅰ型和Ⅱ型）
CRPS-NOS（complex regional pain syndrome not otherwise specified）
　　　　　　　　　　　　　　　 非特异性复杂区域疼痛综合征
CV（cardiovascular）　　　　　　 心血管
d/c（discontinue）　　　　　　　 （疗程）结束
dflex（dorsiflexion）　　　　　　 背伸
DVT（deep vein thrombosis）　　　深静脉血栓
dx（diagnosis）　　　　　　　　　诊断
ECG（electrocardiogram）　　　　 心电图

ECRB（extensor carpi radialis brevis） 桡侧腕短伸肌

ECRL（extensor carpi radialis longus） 桡侧腕长伸肌

ECU（extensor carpi ulnaris） 尺侧腕伸肌

EDC（extensor digitorum communis） 指总伸肌

EDM（extensor digiti minimi） 小指伸肌

EI（extensor indicis） 示指伸肌

EO（external oblique） 腹外斜肌

ER（external rotation） 外旋

ES（erector spinae） 竖脊肌

ev（eversion） 外翻

exer［exercise(s)］ 训练

ext（extension） 伸展

FB（forward bend） 前屈

FCR（flexor carpi radialis） 桡侧腕屈肌

FCU（flexor carpi ulnaris） 尺侧腕屈肌

FDP（flexor digitorum profundus） 指深屈肌

FDS（flexor digitorum superficialis） 指浅屈肌

flex（flexion） 屈曲

FM（fibromyalgia） 纤维肌痛症

FPL（flexor pollicis longus） 拇长屈肌

FWB（full weight bearing） 全负重

GH（glenohumeral） 盂肱关节

glut max（gluteus maximus） 臀大肌

glut med（gluteus medius） 臀中肌

GS（gastrocsoleus） 腓肠肌

HEP（home exercise program） 家庭训练计划

horiz abd（horizontal abduction） 水平外展

horiz add（horizontal adduction） 水平内收

HR（heart rate） 心率

HRmax（maximum heart rate） 最大心率

HRad（humeroradial） 肱桡关节

HRrest（resting heart rate） 静息心率

HS（hamstring） 腘绳肌

HU（humeroulnar） 肱尺关节

hyperext（hyperextension） 过伸

IADL（instrumental activities of daily living） 工具性日常生活活动

inv（inversion） 内翻

IO（internal oblique） 腹内斜肌

IP（interphalangeal） 指骨间关节

IR（internal rotation） 内旋

isom（isometric） 等长

IT（iliotibial） 髂胫

IV disc（intervertebral disc） 椎间盘

JRA（juvenile rheumatoid arthritis） 幼年型类风湿关节炎

LBP（low back pain） 腰痛

LCL（lateral collateral ligament） 外侧副韧带

LE（lower extremity） 下肢

lig（ligament） 韧带

MCL（medial collateral ligament） 内侧副韧带

MF（multifidus） 多裂肌

M/L（mediolateral） 内 / 外

MMT（manual muscle testing） 徒手肌力测试

mobs（mobilizations） 松动

MP（metacarpophalangeal joint） 掌指关节

MPS（myofascial pain syndrome） 肌筋膜疼痛综合征

MTP（metatarsophalangeal joint） 跖趾关节

MWM（mobilization with movement） 动态松动

NMES（neuromuscular electrical stimulation）神经肌肉电刺激

NWB（nonweight bearing） 非负重

OA（osteoarthritis） 骨关节炎

OKC（open kinetic chain） 开放运动链

PCL（posterior cruciate ligament） 后交叉韧带

PF（patellofemoral） 髌股关节

plflex（plantarflexion） 跖屈

PNF（proprioceptive neuromuscular facilitation）

本体感觉神经肌肉促进技术

POS［plane of scapula（45º abduction/30º forward from frontal plane）］

肩胛骨平面（45° 外展前伸与冠状面成 30° 角）

post tib（posterior tibialis） 胫骨后肌

postop（postoperative） 术后

PPT（posterior pelvic tilt） 骨盆后倾

PRE（progressive resistance exercise） 进阶性抗阻运动

PROM（passive range of motion） 被动关节活动度

PT（physical therapist） 物理治疗师
PTFL（posterior talofibular ligament） 距腓后韧带
PWB（partial weight bearing） 部分负重
QL（quadratus lumborum） 腰方肌
quad, quads（quadiceps femoris） 股四头肌
quad sets（quadriceps setting exercises） 股四头肌等长收缩训练
RA（rheumatoid arthritis） 风湿性关节炎
RAb（rectus abdominis） 腹直肌
RC（radiocarpal） 桡腕关节
RD（radial deviation） 桡偏
reps（repetitions） 重复次数
RF（rectus femoris） 股直肌
RM（repetition maximum） 最大重复次数
ROM（range of motion） 活动度
R-ROM（resistive range of motion） 抗阻活动度
rTSA（reverse total shoulder arthroplasty） 反向全肩关节置换术
RU（radioulnar） 桡尺关节
SB（side bend (lateral flexion)） 侧屈
SC（sternoclavicular） 胸锁关节
SI（sacroiliac） 骶髂
SLAP（superior labral tear extending anterior to posterior）
由前向后延展的上盂唇撕裂
SLR（straight leg raise） 直腿抬高
TA（transversus abdominis） 腹横肌
TAA（total ankle arthroplasty） 全踝关节置换术
TEA（total elbow arthroplasty） 全肘关节置换术
TF（tibiofemoral） 胫股关节
TFL（tensor fascia latae） 阔筋膜张肌
THA（total hip arthroplasty） 全髋关节置换术
ther ex（therapeutic exercise） 治疗性训练
tib-fib（tibiofibular） 胫腓关节
tid（three times a day） 1 日 3 次
TKA（total knee arthroplasty） 全膝关节置换术
TOS（thoracic outlet syndrome） 胸廓出口综合征
TSA（total shoulder arthroplasty） 全肩关节置换术
TTP（tenderness to palpation） 触诊压痛
tx（traction） 牵引

UD（ulnar deviation）　　　　　　尺偏
UE（upper extremity）　　　　　　上肢
UMT（ulnomeniscal triquetral）　　尺侧三角软骨盘
VL（vastus lateralis）　　　　　　股外侧肌
VMO（vastus medialis obliqus）　　股内侧斜肌
WB（weight bearing）　　　　　　负重
WBAT（weight bearing as tolerated）　耐受下负重
w/o（without）　　　　　　　　　没有
wt（weight）　　　　　　　　　　重量
x-fiber（cross-fiber）　　　　　　交叉纤维

治疗性训练干预

　　治疗性训练干预的范围包括不同的活动、动作和技术。

- 有氧训练和恢复训练
- 肌肉功能训练：力量、爆发力和肌耐力
- 牵伸技术：柔韧性、肌肉拉长、关节松动和被动拉伸
- 神经肌肉控制、协调性、抑制和促进技术和姿势感知训练、平衡性和灵敏性训练
- 平衡和姿势：静态和动态平衡
- 稳定技术：姿势控制、人体力学、稳定性训练、静态和动态平衡
- 呼吸训练和呼吸肌训练
- 放松技术
- 任务导向性的功能训练

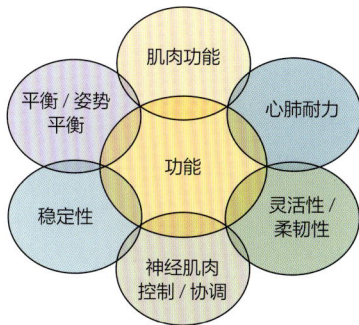

制订有效的治疗性训练计划的关键

- 检查：病史、系统回顾、特殊检查和测量
- 数据采集的评估
- 确定诊断
- 预后和基于患者目标的训练计划
- 合适的干预：治疗操作和患者相关指导，包括使用简单术语和清楚指示的家庭训练计划
- 周期性复诊、分析和沟通治疗效果

关于以患者为中心的治疗目标和效果的关键问题

- 在家里、学校、工作或休闲时什么活动对你是最重要的？
- 什么活动是你希望能够独立完成但现在需要他人帮助的？
- 当你在家里、学校、工作、与家人相处或休闲娱乐时，什么活动对你最重要？
- 什么活动是你最近需要帮助但你希望能够独立完成的？
- 什么问题或辅助是你希望首先去掉或减少的？
- 你来寻求物理治疗的目标是什么？
- 什么会让你觉得你在向目标进步？
- 你希望多久能达到你的目标？

提高和保持活动度的推荐顺序

- 加热要牵伸的组织
- 放松肌肉
  - 收缩－放松抑制技术
  - Ⅰ级或Ⅱ级关节振荡技术

- 对受限组织采用特定的牵伸技术
  - 关节松动和动态松动技术
  - 被动牵伸
  - 柔韧性训练
- 主动使用已改善的关节的活动范围
  - 从主动活动到抗阻活动
  - 使用新增活动范围的功能活动
- 保持新获得的关节活动度
  - 自我牵伸
  - 自我松动

牵伸
牵伸练习指南

- 整体指南
  - 保持原动肌和拮抗肌长度和力量的平衡，以减少柔韧性不平衡带来的风险
  - 使用肌肉抑制 / 促进技术（PNF）、放松训练、按摩、生物反馈和关节牵引或振荡作为牵伸的辅助措施
- 牵伸前
  - 通过理疗或低强度重复的主动练习加热组织
- 关节排列和稳定性
  - 置患者于舒服和放松的体位
  - 保证正确的身体对齐和提供有效的稳定来引导牵伸的力施加在特定肌群或需要被牵伸的结缔组织上
  - 稳定待牵伸躯干节段的上和下、近端和远端的肌肉附着点
- 牵伸速度
  - 缓慢施加和减轻牵伸力
  - 使用静态而不是晃动的牵伸，以使组织损伤风险最小化

- 强度、重复次数（循环）和牵伸时长
  - 采用低强度、长时间牵伸力来保证患者舒适度和降低肌卫、软组织损伤及残余肌肉酸痛
    - 低负荷、长时间静态牵伸（手法、机械或自我牵伸）是最安全的牵伸形式，并可产生最显著的弹性形变及长期、可塑的软组织改变
    - 对活动不足但健康的个体，静态牵伸（保持或间歇/循环的手法牵伸或自我牵伸）能显著增加牵伸获得的活动度
    - 对伴有慢性疼痛、纤维挛缩的患者，长期的机械性牵伸比手法牵伸或自我牵伸可获得更显著的活动范围改善
  - 更长时间的被动牵伸比较短时间的牵伸能够对僵硬肌腱产生更持续的缓解
  - 在手法牵伸或自我牵伸中，保持每个牵伸循环（重复）15~30秒或至多 60 秒可获得显著、长久活动度的增加
    - 牵伸循环 15 秒、30 秒和 60 秒可获得显著的活动度增加；60秒的牵伸循环可带来最大和最长时间的活动度改变
    - 一次牵伸训练超过 60 秒并不会获得更大好处
    - 但整体牵伸时间相同，间歇/循环牵伸与静态牵伸一样有效并可能更舒适
- 牵伸频率
  - 每周拉伸 2~5 次来增加并维持活动度，中间休息以允许软组织愈合
    - 对于组织健康、活动度不足的个体每周最少牵伸 2 次
    - 对于有软组织病理改变的患者每周牵伸多于 2 次
  - 对于正常成年人，在牵伸项目中断后，牵伸获得的活动度可能持续数周至 1 个月
    - 活动度的永久提升需要在功能活动中持续使用新获得的活动度，或开展牵伸维持项目
- 牵伸后
  - 在拉长位冷却组织
  - 在新获得的关节活动度内进行力量训练以补充牵伸作用

牵伸注意事项和禁忌证

- **注意事项**
  - 为达到最佳的肌肉放松状态并预防损伤，避免使用振荡牵伸
  - 避免过度牵伸
    - 被动施力不要超出关节正常活动范围
    - 避免过度牵伸薄弱肌肉
  - 对于有已知的或疑似骨质疏松相关疾病、长期卧床、老年或长期使用类固醇激素的患者，小心施加牵伸力
  - 若软组织水肿或过长时间制动患肢，要小心牵伸
  - 小心进阶牵伸强度、时间和频率，使锻炼后的肌肉酸痛尽量最小化
    - 残余酸痛持续时间不应超过 24 小时
- **禁忌证——避免牵伸**
  - 如骨性组织阻碍关节活动
  - 跨过新愈合骨折或骨联合生长未完成者
  - 软组织急性炎症或存在活动性感染
  - 随关节活动或肌肉拉长出现急性疼痛
  - 发现组织创伤迹象（如血肿）
  - 存在关节活动过大
  - 组织结构稳定或神经肌肉控制下降，活动不足的组织提供必要的功能稳定性的情况
  - 缩短的软组织使得肌肉无力或严重肌力下降的患者表现出特定的功能技巧

关节松动术 / 整复
关节松动术适应证

- 减轻疼痛、肌卫和肌痉挛
- 牵伸效果可逆的关节活动不足
- 修复位置性错误 / 半脱位
- 减缓关节疾病的活动度恶化
- 在关节制动时维持功能活动度

关节松动术分级（剂量）（被动关节技术）

- 非冲击的持续性关节松动：分离（牵引）或滑动关节平面
  - Ⅰ级（松弛）：小幅度的对关节囊无压力的关节平面分离，均衡凝聚力、肌张力和气压，用于放松肌紧张和治疗疼痛
  - Ⅱ级（紧张）：分离或滑动至感受到组织阻力（松弛感消失），用于在加大或减少治疗剂量前确定关节敏感性，或者在固定时间歇使用以保持关节面和关节液活动
  - Ⅲ级（牵伸）：分离或滑动关节平面以牵伸关节囊和关节周围结构，用于提高关节活动度
- 非冲击的分级振荡
  - Ⅰ级：小幅度，节律性摆动。在可活动范围的起始端用以治疗疼痛和降低肌卫
  - Ⅱ级：大幅度，节律性摆动。在可达范围内进行（不达到活动极限），用于治疗疼痛，降低肌卫，保持关节活动
  - Ⅲ级：大幅度，节律性摆动。进行至活动的极限范围，加压至组织出现抵抗感，用于牵伸受限组织
  - Ⅳ级：小幅度，节律性摆动。在极限范围附近进行，用于牵伸受限组织
- 冲击整复/高速冲击（high-velocity thrust，HVT）
  - HVT：小范围，在活动极限范围高速冲击。仅使用1次，用于消除粘连或减少半脱位或脱位

关节松动技术指南

- 将患者肢体摆在放松的位置
- 抑制技术既可用于松动前又可用于松动间来放松跨越关节的肌肉
- 加热关节区域以牵伸
- 稳定关节一端以应用特定方向的牵伸力

- 治疗的力量应尽可能靠近关节平面
- 垂直或水平于治疗平面运用滑动和分离技术，使用关节凹面作为治疗平面
  - 分离技术与治疗平面垂直
  - 滑动技术与治疗平面平行
- 手与松动目标的接触平面要大，移动整块骨，一个平面相对关节的另一平面滑动；避免把骨作为杠杆
- 在所有滑动技术里使用 I 级分离
- 若受限方向的滑动过于疼痛，在疼痛较轻的方向进行
- 让患者在新获得的活动范围内进行主动活动
- 若治疗后 24 小时内疼痛加剧，表明剂量过大或治疗时间过长

关节松动 / 整复的注意事项和禁忌证

- **注意事项**：若症状或患者出现以下情况，应予以额外的关注
  - 恶性肿瘤
  - 影像学检查明确为骨骼疾病
  - 存在结缔组织或骨质更脆弱的疾病（骨质疏松、制动后、使用类固醇激素、系统性结缔组织疾病）
  - 相邻关节活动过度——注意是否恰当的固定相邻关节
  - 全关节置换（取决于置换机制）
  - 老年患者结缔组织变脆弱且循环下降
- **禁忌证**
  - 过度活动
    - 避免牵伸可能存在坏死的韧带或关节囊
    - 患者有关节过度活动且伴有疼痛，若保持在正常活动范围内，低级别的关节松动可能受益。避免牵伸存在疼痛的活动过度的关节

- 关节渗出
  - 避免牵伸肿胀关节（由于存在额外的关节液，关节囊已处在牵伸位）
  - 若没有对关节囊加压或牵伸，仅温和摆动就加剧了症状，则应立刻停止操作
- 感染
  - 若温和的关节振动或分离技术（不牵伸关节囊且不增加关节囊压力）使得有炎症的关节症状加重，则应立刻停止

神经组织松动

神经组织松动适应证

牵伸技术在以下情况下，可用来治疗神经通路的特定组织（硬脊膜、神经根、神经丛或周围神经）：
- 压力、粘连或水肿阻碍了正常的神经或神经鞘的活动
- 神经牵伸位置疼痛、牵涉痛或感觉异常（肢体张力症状阳性）
- 损伤或压力涉及神经组织

神经组织松动技术指南

- 激惹测试顺序
  - 检查并排除每个可能引起症状的肢体关节
  - 连续跨多个关节拉长神经直到症状被激发
  - 标记最终位置，然后活动其中一个关节至牵伸位以观察症状是否减轻；在每个关节重复直到了解运动模式
- 强度和时间
  - 牵伸练习的强度与组织激惹度、患者反馈及症状相关改变
  - 治疗时应当不引起症状，缓慢且节律性地进行摆动活动
  - 在有张力的位置应用牵伸技术；保持 15~20 秒；在关节处减少张力；重复几次牵伸

- 在保持其他关节的牵伸位，逐节活动不同关节，以改变神经的受力
- 在几次治疗后教会患者自我松动，以获得良好的组织反应和症状缓解

神经组织松动的注意事项和禁忌证

- **注意事项**
  - 了解累累组织的激惹度；不要过度加压或重复活动激惹症状
    - 不应在牵伸放松后持续出现神经症状（刺痛／麻木加重）
    - 若症状加重，降低牵伸强度或停止牵伸
  - 关注活动性疾病或影响神经系统的病理学
  - 观察血管受压症状，因为血管靠近神经，出现血管受压症状时应停止操作
- **禁忌证**
  - 急性或不稳定的神经症状
  - 马尾神经症状（包括大小便控制和会阴部感觉）
  - 脊髓损伤或有脊髓损伤症状
  - 影响神经系统的肿瘤或感染

抗阻训练
整体指南

- 在开始抗阻训练前
  - 在每次抗阻训练前热身，先进行低强度、重复和动态的练习（主动活动、步行、开合跳、慢跑、固定自行车等），之后进行柔韧性练习
  - 确定力量和肌耐力的基线水平
    - 若使用机械阻力，在开始负重训练前确定起始的最大负重
  - 在训练前、中、后评估患者反馈

- 训练和阻力类型
  - 选择抗阻训练类型（动态或等长，负重或非负重），与功能目标和预期效果一致
  - 在达到目标活动度时有疼痛，则使用等长训练
  - 使用徒手抗阻来达到最大控制和保护，进阶至机械抗阻
  - 将功能性运动模式整合入以功能为目标的练习中
- 稳定
  - 对于非负重练习，在需要加强的肌群近端止点采取外部固定
  - 对于多关节负重练习，让患者使用自身肌肉控制来维持非移动部分在合适的力线上
- 阻力的应用
  - 将阻力施加于需要加强的肌肉止点的远端节段
    - 若中间有关节且稳定无痛，施加的阻力可跨过中间关节
  - 在最大无痛活动范围内施加阻力
- 阻力大小（训练负荷）
  - 开始时主动尝试每项练习，抗最小阻力或无阻力，着重于正确的模式和技术
  - 使用中等训练负荷（基线最大负重 50%~60%）开始练习
    - 训练不应干扰正常语言交流或呼吸
  - 对于动态练习，选择一个负荷，可完成全范围顺滑不振荡的关节活动
    - 若出现代偿活动、疼痛或出现肌肉震颤，抑或是患者不能进行全范围活动，则降低负荷
  - 对于等长训练，选择一个患者能够持续收缩肌肉 6 秒的负荷进行训练
  - 随着力量和肌耐力的提高，逐渐增加阻力来进阶训练计划
    - 每次增加大约 5% 的负荷
  - 若训练间歇超过 2 周，降低训练的阻力和数量（次数和组数）

- 次数、组数和休息间歇
  - 每项练习进行 8~12 次 / 组，之后休息
    - 若完成次数小于 8 次则降低阻力
    - 在提高阻力前先提高练习次数
  - 每项练习进行 2~3 组
  - 对训练的肌群每项练习组间休息 2~3 分钟
    - 一组肌群休息时，训练另一组肌群
- 训练频率
  - 刚开始，每周训练 2~3 次；进阶至每周 4~5 次
- 抗阻训练后
  - 采用低强度、重复性、动态的练习来完成整理运动；或牵伸被训练的肌群

抗阻训练的整体注意事项和禁忌证

- 注意事项
  - 了解可能改变患者抗阻训练反应的药物
  - 在早期密切监控训练振荡来保证安全和正确的训练模式
    - 避免无控制、振荡的动作
    - 通过适当的固定和使用合适的阻力水平，预防不正确或代偿动作
    - 避免瓦尔萨尔瓦（Valsalva）动作，指导患者在用力时吐气，在训练中交谈或数数
  - 若过程中有疼痛则调整练习
  - 为尽可能减少延迟性肌肉酸痛，应避免在抗阻训练的一开始就使用最大阻力
  - 对于儿童、老年人或有骨质疏松或心肺疾病的患者，避免使用大阻力
  - 对于不稳定关节，将阻力施加在该关节以上而不要跨越该关节
  - 避免在未愈合骨折处的远端施加阻力
  - 在剧烈的抗阻训练中，保持训练时的环境温度舒适并提示患者穿着能够利于散热的衣物

- 当腰背部肌群不是目标肌群时，避免训练动作对背部产生过大压力
- 避免由于过度频繁训练导致的疲劳积累，在训练单元间配合合适的休息间隔来促进恢复
- 若有疼痛、眩晕或气短则停止训练
- **禁忌证**
  - 非抗阻活动有急性疼痛，或抗阻等长测试中有急性疼痛
  - 炎症性神经肌肉疾病，或出现急性关节炎症指征
  - 患者有严重的心血管疾病

骨质疏松患者的抗阻训练指南和注意事项

- 避免高强度（高负荷）、高重复的负重训练；强度取决于患者骨质疏松的严重程度：
  - 从低强度的负重训练开始
  - 一些练习在刚开始时只进行 1 组
  - 保持 6~8 周的低强度训练
- 逐渐提高强度和次数；在中等强度下，每项练习进行最多 3~4 组
- 强调低或无关节冲击的负重姿势练习
  - 如手持重物弓箭步蹲或上下楼梯，穿负重背心或利用弹力带
- 避免高冲击性活动（如跳跃、单腿跳）
- 避免脊柱和肢体的高速活动
- 避免同时屈曲和旋转躯干或屈曲末端抗阻，否则会对椎体前端施加过大的负荷（能导致脊椎前侧压缩性骨折或楔形变）
- 下肢负重运动避免髋的扭转，尤其是如果有证据表明股骨近端存在骨质疏松时
- 为避免负重训练时失去平衡或跌倒，可扶住稳定平面，如台面
  - 对于有跌倒风险或有跌倒史的患者，可选择坐在椅子上进行练习，这个姿势有益于脊柱负重

- 在群体训练课程中，保持低参与 – 指导比例
  - 对于跌倒风险较高或有骨折史的患者，采用一对一指导
  （注释：书后表格附有包含关键概念、动作策略、分类、注意事项、整体考虑和进阶平衡活动参数的背景信息描述）

有氧训练

首要目标：在休息、训练、肌肉代谢中提高心血管系统和呼吸系统功能。

有氧训练项目的决定因素

训练引起心血管反应取决于几项关键要素，通常指 FITT-VP 方法。
- 频率：取决于健康和年龄差异
  - 合适的训练：3~4 次 / 周
  - 低强度训练：更频繁（5~7 次 / 周）
  - 一天多次是可累加的（每次少于 10 分钟）
  - 2 次 / 周不会引起心血管改变，但可能使老年康复期患者受益
- 强度：调节反应出现在 60%~90% 的最大心率时，取决于个体差异和开始时的身体状态
  - 最大心率：由多阶段测试、既定的最大强度测试或公式（220– 年龄）得出
  - 训练心率：可按照最大心率百分比（取决于身体健康水平）或使用 Karvonen 公式来决定心率储备
  训练心率 = 静息心率 +（60%~70%）（最大心率 – 静息心率）
  - 存在风险的个体（患有冠状动脉疾病、慢性疾病的人群；老年人）
    - 通过运动测试得到的最大心率为症状限制的心率
    - 开始训练强度可从最大心率的 40%~60% 开始

- 注释
  - 利用更高强度和更长练习间歇，以更快达到训练效果
  - **注意事项**：随着练习接近最大极限，可能会增加心血管并发症及骨骼肌肉损伤的风险
  - 采用特异性原则；在力量/爆发力训练与耐力训练间不要转换
  - 衡量运动强度最好的指标是最大耗氧量（VO_{2max}）
- 时间：整体上，训练强度越大，所需的适应时间越多
  - 70% 的最大心率，每次 20~30 分钟是最佳的
  - 在心率阈值下，进行 45 分钟持续训练
  - 高强度，每次运动 10~15 分钟
  - 3 个 5 分钟的训练对于功能减退的患者是有效的
- 类型：包括大肌群
  - 包含特定活动需要的肌肉
  - 用节律性运动、有氧类型来激活
  - 考虑个体技巧和兴趣
- 量：每周完成的训练量
  - 训练量 = 频率 x 强度 x 时间
  - 建议推荐量 ≥ 500~1000Met-min/ 周（1000kcal/ 周）
- 进阶：取决于个体的整体健康和身体健康目标
  - 增加时间，之后提高频率，最终提高强度

有氧训练项目的组成和指南

- 获得靶心率和最大心率
- 热身时间：10 分钟
  - 逐渐并充分地提高肌肉和核心温度而不导致疲劳或降低能量储备
  - 全身运动（健身操、慢走）
  - 心率维持在靶心率上下 20 次 / 分钟范围内
- 有氧训练周期：20~30 分钟
  - 次最大强度、节律性、重复、动态的大肌群训练（快走、跑步、骑行、越野滑雪、跳舞）

- 4 种训练方式
  - 持续性训练：持续，重复活动 20~60 分钟
  - 间歇训练：休息间歇（几秒至几分钟）后再重复训练周期；更久的训练间歇能够给予心血管系统更多刺激
  - 循环训练：运用几项混合大、小肌群的静态和动态训练模式，以提高力量和耐力
  - 循环 – 间歇训练：通过不同的活动刺激有氧和无氧系统，包括使用休息间歇
- 放松时长：5~10 分钟
  - 低强度全身训练（健身操、步行）和牵伸
- 可逆性原则：益处是短暂的和可逆的
  - 训练水平在停止训练或无活动 2 周后降低
  - 训练的频率或时长针对的是有氧能力的提高而不是保持

冠状动脉疾病：有氧训练项目

心脏康复住院治疗：在患者的心肺指标稳定后进行。

- 目标
  - 开展风险因素宣教和行为调整（饮食、吸烟）
  - 1~3 天：开展自我照护练习来降低功能减退，由坐进阶至站
  - 3~5 天：直立位的训练。开始监督下的步行；监控心率、呼吸频率、血压，强度由 1~2 级 MET 至 3~4 级 MET
  - 为患者和家属后续的居家康复和生活做好准备

心脏康复门诊治疗：出院 1~3 周后开始，持续至多到 36 次的治疗

- 目标
  - 安全提高训练水平以促进心血管和肌肉的改变
  - 提高心血管功能并降低心脏做功
  - 产生良好的代谢改变
  - 确定药物对于活动量增加的影响

- 降低焦虑和抑郁
- 过渡至独立的训练方案
- 指南
  - 通过遥测技术监控：心率、心律反应，休息和训练时血压反应及呼吸反应
  - 训练方案：主要是有氧训练
  - 训练处方基于症状限制性测试的结果
    - 频率：每周 3 次
    - 强度：基于诊断、年龄和先前健康状况
      - 运动能力为心率储备的 40%~80%
      - 使用 RPE 评分（11~16 分，在 6~20 评分量表上）
    - 时间：由 10~15 分钟开始，随着水平提升逐步过渡到 20~60，包括 5~10 分钟的热身和整理阶段
    - 类型：持续使用更大的肌肉，器械选用固定自行车、跑台、椭圆机、踏步机、划船机
    - 量：频率、强度和时间
    - 进阶：基于患者反馈和目标

  计划治疗：在医院或社区进行有监督的训练计划

- 目标
  - 提高 / 维持已在心肺康复门诊获得的心肺功能
  - 独立执行二级的健康行为，改掉不健康的行为和调整风险因素
- 指南
  - 不再需要遥测监控心率、心律，患者可进行自我监控
  - 采用针对个体的娱乐活动
  - 使用上肢训练（对比下肢）时的考虑因素
    - 力学效率：上肢训练更低
    - 氧气摄取：上肢训练更高
    - 心肌效率：上肢训练更高
    - 心肌氧耗（心率 × 收缩压）：上肢训练更高
    - 注意事项：有冠状动脉疾病的个体，在症状出现前完成上肢训练做的功要比下肢训练小 35%

慢性三级、功能减退和老年个体：有氧训练计划

这些个体可能有较大的呼吸和心血管功能减退，并因此减少生活活动量。

- 患者表现
  - 血栓、肺炎、肺不张、骨折可能性提高
  - 当从坐到站时出现心动过速、眩晕、体位性低血压
  - 由于肌肉力量不足、身体做功能力下降及心率和血压升高而导致活动受限（步行、走楼梯）
  - 最大心率收缩压乘积（maximum rate-pressure product）的耐受度下降，同时伴有低强度训练中出现心绞痛或心肌缺血症状
- 进阶有氧训练计划指南
  - 通过带有心电图监控的多级测试，确定最大心率或症状限度内的最大心率
  - 确定能引起训练反应的刺激阈值（最大心率或症状限度内心率的百分比），可用作训练心率
  - 确定能引起训练反应的训练频率、强度和时间
  - 基于个体的能力、兴趣和目标确定训练的类型
  - 在刚开始和进阶时提供清晰的书面指示
  - 教育患者
    - 训练引起相关症状时，需要停止或调整练习，并向物理治疗师或医生报告
    - 监控静息心率（训练中和训练后）
    - 参照方案中提供的指南进行训练
    - 持续、长期的跟踪，以保证安全进阶
    - 调整与心脏问题相关的风险因素

结缔组织愈合和康复术语对照

愈合阶段和组织反应		
急性期	亚急性期	慢性 / 缓解期
● 炎症 ● 症状加重	● 扩散 ● 修复 ● 愈合	● 成熟 ● 重塑
保护级别 / 康复阶段		
最大保护	中度保护 有控制的活动	最小或无保护 恢复功能
功能预期 / 目标		
在控制症状的同时开展可耐受的 ADL，在不加剧症状的情况下促进早期愈合	在促进组织愈合的同时进阶至 IADL，同时安全促进瘢痕的活动性、柔韧性、神经肌肉控制和肌肉功能	在组织愈合耐受的范围内促进社区活动、工作、娱乐和体育活动的功能独立

结缔组织和关节损伤的整体管理指南

最大保护期（4~6天）

患者表现	治疗计划	干预
● 炎症、疼痛、水肿、肌肉痉挛 ● 身体活动受损 ● 存在关节损伤或关节炎时，出现关节积液 ● 关联区域使用减少 ● 活动受限和参与受限	● 教育患者 ● 控制疼痛、水肿、痉挛 ● 保持软组织和关节完整/活动度 ● 降低关节肿胀 ● 保持关联区域的完整性和功能	● 告知患者恢复时间和保护受累部分 ● 冷敷、加压、抬高、按摩（48小时后） ● 固定（休息、支具、贴布、石膏） ● 避免压力幅度 ● 温和的（Ⅰ和Ⅱ级）无痛关节振动 ● 被动活动 ● 无痛位下间歇性温和的等长训练 ● 帮助安全使用适应性或辅助性装置 ● 活动调整

注意事项：使用正确的休息和活动剂量；活动过多的指征为疼痛或炎症的增加

禁忌证：对炎症组织的牵伸和抗阻训练

23

中度保护期 / 运动控制期
（5~8 天对于肌肉和皮肤；3~6 周对于肌腱和韧带）

患者表现	治疗计划	干预措施
● 在可达到活动度的末端出现疼痛	● 教育患者	● 确保愈合时间和遵循指南
● 软组织水肿减少	● 促进受损组织的恢复	● 家庭训练计划；鼓励与当前治疗计划
● 关节肿胀减少	● 重获软组织、肌肉和（或）关节活动度	相符的功能训练；监控和调整患者进
● 软组织、肌肉和或关节挛缩	● 提高神经肌肉控制、肌耐力和受累及	阶；若炎症减轻则提高强度
● 由于使用减少导致的肌力下降	相关肌肉的肌力	● 继续使用辅助设备、支具、贴布或
● 活动受限和参与受限	● 保持关联区域的完整性和功能	包扎保护；进阶提高无痛活动时间；
		随着力量提高减少设备的使用
		● 进阶被动活动→主动辅助活动→主动
		活动
		● 使用特定的技术进行瘢痕组织松动
		● 牵伸受限组织
		● 进阶多角度的等长收缩
		● 开始进行保护下负重和稳定性训练
		● 进阶动态训练；着重控制和使用正确
		的人体力学原理
		● 恢复不加剧症状的低强度功能活动

注意事项：炎症或关节肿胀症状在这个阶段早期开始减轻；随着活动水平进阶早期出现的一些不适不应持续或超过 4 小时；活动过多的指征是静息疼痛、疲劳、无力增加、痉挛

最小保护至无保护期/功能恢复阶段（21~60天）

患者表现	照护计划	干预措施
● 软组织和（或）关节挛缩及粘连限制活动度或关节灵活性 ● 受损的肌肉功能 ● 受损的神经肌肉控制 ● 受累部分功能使用的下降 ● 无法达到预期的正常功能活动	● 教育患者 ● 提高软组织、肌肉和（或）关节灵活性 ● 提高肌肉功能（力量、肌耐力） ● 提高神经肌肉控制 ● 提高心肺耐力 ● 进阶功能活动	● 教会患者安全进阶活动；监控患者活动的依从性 ● 教会患者预防再损伤的方法：安全的人体力学、人体工程学 ● 对特定软组织的牵伸技术：关节松动、交叉纤维按摩、神经肌肉抑制、拉伸练习 ● 进阶训练 – 次最大→最大 – 特定任务导向的进阶性抗阻训练（向心和离心、负重和非负重） – 单平面→多平面 – 模拟功能的单个活动→复合活动 – 近端稳定下的远端活动 – 逐渐增加时间；进阶复杂度和时间；进阶速度和时间 ● 进阶有氧训练 ● 进阶功能训练→无保护、多样性

注意事项：随着活动量的增加可能发生不适；过度活动的指征：关节肿胀；疼痛持续超过 4 小时或需要药物减缓，力量下降，疲劳增加

慢性炎症/积累损伤综合征整体管理指南

患者表现	干预措施
	最大保护期
• 在重复活动中或活动后有疼痛 • 软组织、肌肉和（或）关节挛缩 • 肌力下降 • 稳定肌和主要肌肉耐力下降 • 错误的姿势或运动模式 • 相关部分功能降低	• 患者教育应考虑慢性激惹状态的原因和怎样避免压力 • 改变环境以降低组织压力 • 冷疗、加压、按摩 • 受累组织休息：减少机械压力、夹板、贴布、石膏 • 无压力，被动活动度，低强度等长收缩 • 姿势训练 • 稳定性训练
	中度保护期/运动控制期和最小保护至无保护期/功能恢复期
	• 进行人体工学教育并提供咨询以预防复发 • 家庭训练计划：进阶牵伸和力量训练 • 交叉纤维按摩、软组织松动 • 根据需求训练肌肉功能：协调性、肌肉耐力 • 适应家庭、工作、运动环境（设备、工具）

注意事项： 若牵伸后有活动度进展性的减少，则停止牵伸；确定是否存在挛缩的瘢痕导致持续性的慢性炎症或有保护性的肌卫；着重稳定受累部分并以安全可适应的模式训练

风湿性关节炎的整体管理指南

整体管理指南：急性发作

患者表现	治疗计划	干预措施
● 疼痛、发热和受累关节肿胀 ● 肌卫和关节活动疼痛 ● 关节僵硬和关节活动受限 ● 肌力下降和关节萎缩 ● 疲劳、不适、睡眠问题 ● 日常生活活动和工具性日常生活活动 注意：关节畸形和强直是由退行性病变和不对称肌肉的拉力所导致的	● 患者教育 ● 减轻疼痛和肌卫 ● 促进放松 ● 最小化关节僵硬和维持获得的活动度 ● 最小化肌肉萎缩 ● 预防畸形和保护关节结构 ● 维持关联区域的完整和功能	● 教会患者关于保护和开节省能量［避免休息时、活动中和（或）练习时的潜在畸形形成］ ● 活动调整和疲劳时休息的重要性 ● 家庭训练计划：关节活动度、温和的等长训练 ● 按需使用支具、其他支持、辅助装置以提供关节保护 ● 关节活动度和疼痛控制：温和的Ⅰ级或Ⅱ级分离／振动技术以抑制疼痛或减少关节液流动不充分 ● 训练 　- 被动活动、主动辅助活动和耐受下主动活动 　- 温和的低强度等长训练 　- 若疼痛／肿胀减轻，则予以进阶

注意事项：类固醇药物的影响包括骨质疏松和韧带松弛；不要给这些组织过度压力

禁忌证：禁止在肿胀关节处进行牵伸，Ⅲ级或Ⅳ级关节松动，或大阻力训练

整体管理指南：亚急性期、慢性/缓解期

患者表现	治疗计划	干预措施
• 晨僵 • 软组织、肌肉和（或）关节挛缩 　- 可能有关节僵硬或半脱位导致畸形或残疾 　- 可能有韧带粘连或韧带磨损或撕裂 • 由于使用减少导致肌力下降 • 部分和关联区域的功能减退 * 注意：当疼痛程度、关节肿胀、晨僵和系统性影响降低时，考虑该风湿性关节炎为亚急性期；慢性期为两次发作期间	• 教育患者 • 提高功能 • 重获软组织、肌肉和（或）关节活动 • 恢复受累及相关肌肉的神经肌肉控制、肌耐力和力量	• 注意事项与亚急性/慢性/慢性骨骼肌肉问题相同 • 家庭训练计划：鼓励与治疗计划相符的功能活动；监控进阶并随患者进阶程度进行调整 • 监控肌肉和关节反应：若炎症或关节渗出加重，则降低强度 • 继续按需使用辅助设备和支具保护 • 训练 　- 进阶主动辅助活动→主动活动 　- 牵伸受限组织 　- 进阶多角度等长训练 　- 开始进行保护下负重和稳定训练；在耐受下进阶 　- 进阶动态训练：加强对肌肉力量的控制和平衡 　- 低冲击的有氧训练（游泳、自行车） • 进行团队活动以提供社交支持

注意事项：由于疾病进程和类固醇的使用，牵伸强度和关节松动必须小心运用；不要使用大力的牵伸或整复技术

骨关节炎的整体管理指南

骨关节管理指南：急性发作

整体管理指南：急性发作

患者表现	治疗计划	干预措施
• 随力学刺激和过度使用出现疼痛	• 教育患者	• 教会患者预防出现跛行的方法，以及使用活动度训练减少僵硬
• 在疾病晚期阶段出现静息疼痛	• 减少僵硬的影响	• 针对肌肉力量和关节稳定的家庭训练项目
• 晨僵和静止后出现僵硬	• 减少疼痛和预防跛行	• 支板/辅助装置来最小化压力或矫正错误的生物力学
• 早期：退行性改变，伴随关节囊松弛和过度活动/不稳定	• 提高活动度	• 训练
• 晚期：进行性活动受限	• 提高神经肌肉控制、力量和肌耐力	- 关节松动、牵伸、灵活性训练
• 肌力下降	• 提高平衡	- 力量和肌耐力训练（多角度等长、低强度、高重复渐进抗阻训练）；加强提拱关节稳定的肌群
• 本体感觉和平衡下降	• 提高身体功能	- 神经肌肉控制训练和本体感觉练习
• 日常生活活动和工具性日常生活活动受限		- 平衡训练和活动性训练
		- 低冲击的有氧训练（步行、骑车、游泳）

关节保护指南

- 监控活动，若开始出现不适或疲劳则停止训练
- 使用多频次、低强度训练（3~5 次／天），而不是一次长时间的训练
- 替代性活动以避免疲劳
- 若关节疼痛出现并持续大于 1 小时则应降低活动水平或避免针对性的训练
- 保持功能活动度、肌肉力量和耐力
- 平衡训练与休息，以避免肌肉和全身疲劳
- 在疾病发作期间增加休息
- 避免导致畸形的体位
- 避免长期静止体位，每 20~30 分钟改变体位
- 不管何时都尽可能在活动中使用更有力、更大的肌肉和关节
- 使用合适的适应性设备

肌纤维痛和肌筋膜疼痛综合征
肌纤维痛和肌筋膜疼痛综合征的相似与不同

- 相似
  - 肌肉疼痛
  - 活动度减少
  - 姿势性压力
- 不同

肌纤维痛	肌筋膜疼痛综合征
● 特定部位存在痛点	● 肌肉触发点疼痛
● 无牵涉模式的疼痛	● 牵涉模式的疼痛
● 肌肉无紧张束	● 肌肉有紧张束
● 疲劳及晨起疲惫	● 无相关疲劳主诉

肌纤维痛

- 患者表现
  - 慢性、广泛分布的疼痛影响身体多部位，持续大于 3 个月
  - 症状包括特定身体区域的 18 个痛点（TTP）中，出现超过 11 个易激惹或疼痛点

肌纤维痛痛点

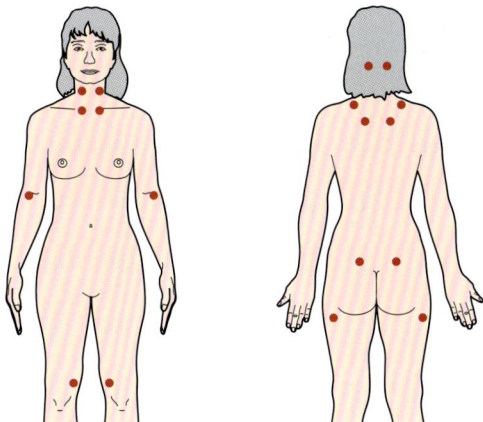

- 无恢复精神体力的有效睡眠，晨僵
- 疲劳，伴随训练耐受下降
- 通常在中年出现，在创伤或中毒性感染后出现
- 疼痛，通常来源为肌肉，在肩胛骨、头、颈、胸和腰部
- 症状起伏，无论活动增加或减少均有症状加剧，并随环境、情绪和生理压力而增加
- 肌腱炎、头痛、肠易激综合征、颞下颌关节紊乱病、不宁腿综合征、二尖瓣脱垂、焦虑、抑郁和记忆力问题高发
- 管理指南
  - 训练：低强度有氧训练和中等强度、进阶抗阻训练
  - 指导每天日常活动的节律
  - 避免压力因素

- 减少酒精和咖啡因摄入
- 饮食调整
- 药物

肌筋膜疼痛综合征

- 患者表现
  - 慢性、区域性疼痛
  - 触发点（在紧张束区域存在过度激惹区域）存在特定牵涉痛模式
    - 触发点可能是活跃的（产生传统的疼痛模式）或是潜在的（除非触诊，否则无症状）
    - 存在触发点的肌肉活动性和力量下降
- 管理指南
  - 消除触发点
    - 配合被动牵伸的重复收缩－放松技术
    - 配合主动牵伸的重复收缩－放松技术
    - 使用喷雾和牵伸
    - 干针或注射
  - 纠正产生因素
    - 消除来自重复活动带来的慢性超负荷
    - 训练肌力不佳的肌肉
  - 强化受累肌肉

第 2 章　脊柱

脊柱康复指南

为恢复脊柱和躯干功能，改善和提高下列情况。

- 姿势排列：头、颈椎、胸椎、腰椎和骨盆
- 脊柱、肢体的灵活性，以维持有效的力线排列
- 脊柱的动态稳定性
  - 激活和训练深部稳定肌
    - 颈段：颈长肌和多裂肌控制轴向伸展（颈后缩）
    - 腰段：腹横肌（腹部回缩练习）与多裂肌控制脊柱前凸，并使脊柱处于中立位
  - 所有姿势肌的力量和耐力
  - 肢体和躯干间协调的神经肌肉控制，以具有安全的身体力学、日常生活活动能力、工具性日常生活活动能力、工作及运动相关活动
- 心肺耐力
- 压力释放 / 管理
- 居家环境和工作环境中的人体工程学适应性

目的： 牵伸颈椎

技术： 利用关节松动带徒手牵引

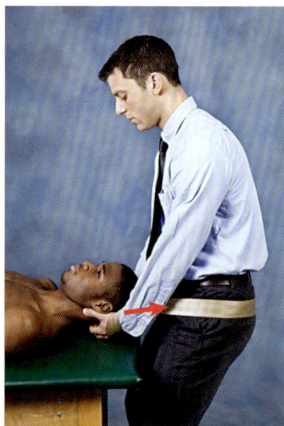

将毛巾置于枕骨粗隆下

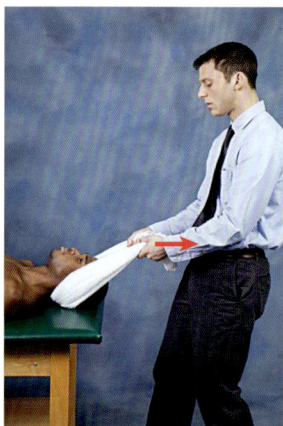

目的： 牵伸斜角肌

技术：

- 把颈椎摆在轴向伸展（颈后缩）、对侧侧屈位和面向拉伸侧旋转的位置
- 稳定头部
- 患者先吸气，再呼气
- 在患者呼气的时候抵住肩胛骨给予向下的牵拉压力

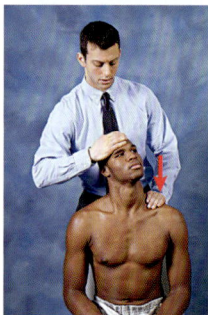

目的： 牵伸枕下肌群（增加头的屈曲）

技术： 徒手牵伸

- 将 C2 固定于拇指与示指间
- 手置于患者的头下方帮助做点头动作
- 利用温和的保持 – 放松技术，让患者将眼球转向上看，引起肌肉收缩，然后转动眼球向下看，同时迅速点头拉紧新的松弛

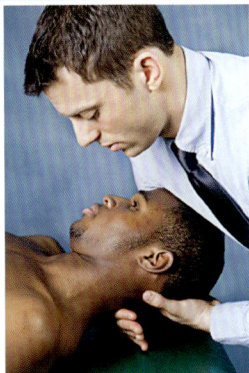

目的： 牵伸枕下肌群（增加头的屈曲）

技术： 自我牵伸

- 用一只手（或者双手）放在枕骨下区域
- 点头并在颅骨底处给予温和的上抬

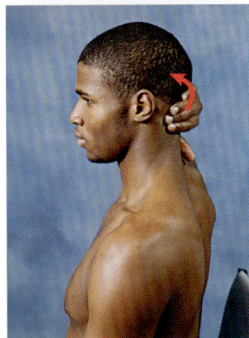

目的： 牵伸斜方肌上部（改善颈部侧屈）

技术：

- 一侧手臂后伸，前臂旋后放在腰部以稳定肩胛骨
- 向下看对侧膝关节，另一侧手在头的后外侧施加牵伸力

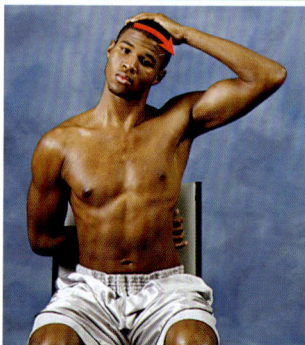

目的： 牵伸胸前部区域

技术：

- 屈腿仰卧位或者坐位，双手放于头后
- 在吸气和呼气时保持背部平坦
- 在两侧肩胛骨中间纵向加一条卷起的毛巾，以增加额外的牵伸
- 纵向躺在泡沫轴上

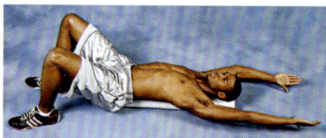

双手过顶泡沫轴牵伸

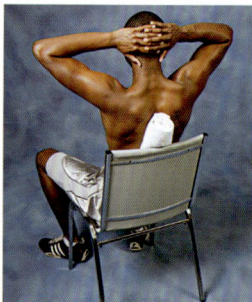

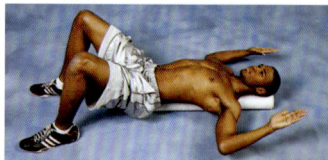

双侧肩肘 90° 泡沫轴牵伸

目的： 分离腰椎关节突关节

技术： 体位性牵伸

- 侧卧位，被牵伸侧在上方
- 在腰椎下方垫一条卷起的毛巾以产生侧屈
- 增加胸椎向后的旋转角度

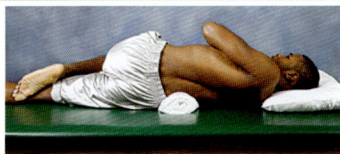

目的： 改善下段胸椎侧屈

技术：

- 侧卧位，被牵伸侧在上方
- 在下段胸椎下方垫一条卷起的毛巾以产生侧屈
- 举起手臂超过头顶以产生更大的牵伸

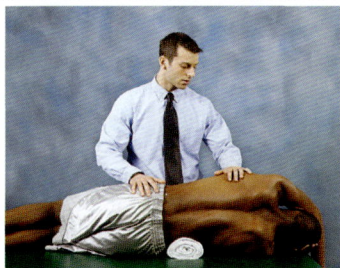

目的： 改善腰椎屈曲

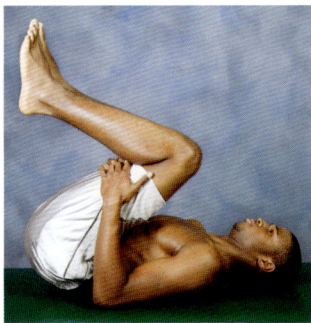

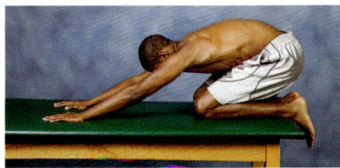

目的： 改善腰椎伸展

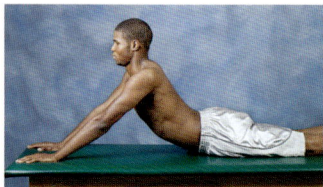

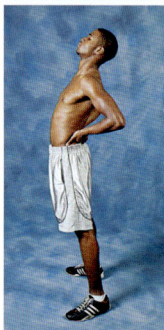

神经松动

目的： 改善正中神经活动

技术：

- 下压肩带
- 肩关节外展 110°
- 肘关节伸展
- 肩关节外旋和前臂旋后
- 腕关节、手指伸展
- 颈部向对侧侧屈

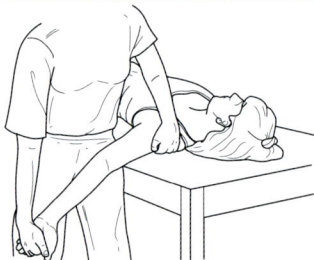

目的： 改善桡神经活动 **技术：** • 下压肩带 • 肩关节外展 • 肘关节伸展 • 肩关节内旋和前臂旋前 • 腕关节、手指屈曲 • 腕关节尺偏 • 颈部向对侧侧屈	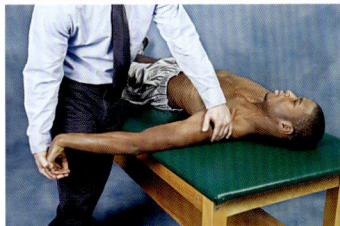
目的： 改善尺神经活动 **技术：** • 下压肩带 • 肩关节外旋和外展 • 肘关节屈曲 • 前臂旋前 • 腕关节伸展 • 腕关节尺偏 • 颈部向对侧侧屈	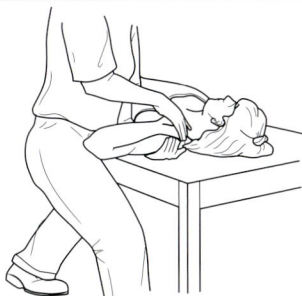
目的： 改善坐骨神经活动 **技术：** • 直腿抬高伴随髋关节内收、内旋 • 踝关节背伸	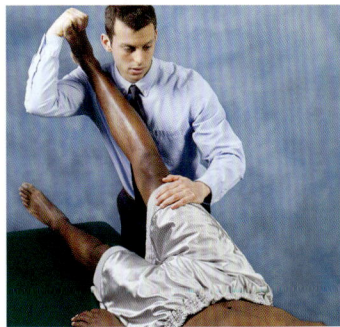

目的：改善整体周围神经系统活动

技术：

- 驼背坐位（Slump 坐位），下颈段、胸和腰部屈曲
- 膝关节伸直
- 踝关节背伸

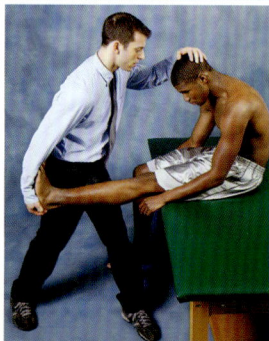

目的：改善股神经活动

技术：

- 俯卧位下脊柱中立位（无伸展）
- 保持 0° 的伸髋
- 屈膝

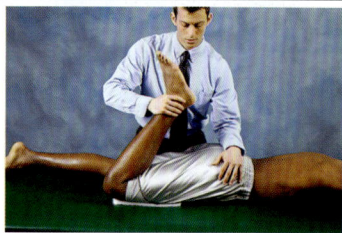

改善肌肉功能的训练
稳定性训练：指南

　　颈椎与腰椎的稳定性训练在功能上是相关的，虽然我们在最初的训练技术中强调单个区域，但是进阶训练需包括整体脊柱区域的有效稳定。

　　综合方法如下。

- 体位意识与运动控制性训练
  - 安全的脊柱运动：点头、骨盆倾斜
  - 在仰卧位、俯卧位、坐位和站立位保持脊柱的中立位

- 有效控制日常活动和固定脊柱的肢体活动
- 控制翻身，坐起 / 站起和返回坐、站体位及行走时的脊柱中立位
- 中立位下控制脊柱的深层节段肌肉激活和持续收缩
  - 颈段：颈长肌和多裂肌激活技术，控制轴向伸展（颈后缩）
  - 腰段：腹横肌（回缩法）和多裂肌激活技术
- 利用四肢增加负荷的脊柱浅层肌肉控制
  - 包括所有颈部与躯干的跨越多脊柱节段的肌肉
  - 在需要时提供对脊柱姿势的被动支持；进展到对颈椎和躯干姿势肌肉的主动控制
  - 协调深层肌群激活与整体肌群的激活，以保持肢体活动下的脊柱中立位
  - 通过活动四肢增加对脊柱周围肌肉训练的重复次数和阻力负荷；在不失去控制的情况下，使颈椎和躯干肌抵抗施加的力并维持稳定
- 训练的功能进阶
  - 躯干拮抗肌和稳定肌之间的交替等长收缩，配合波动的负荷以增强稳定收缩
  - 用肢体活动结合姿势转换，以对抗交替应力，从而控制脊柱姿势（转移中的稳定）
  - 不稳定表面的姿势控制（球、泡沫轴、平衡板）以应对不稳定的应力，同时训练应对非预期负荷的神经肌肉反馈，以改善平衡
  - 开展身体力学、IADL、工作和运动相关活动的训练以增加其有效性

目的： 激活颈深屈肌

技术：

将气压计放在颈椎下方，充气加压到 20mmHg

轻微点头将压力升到 22mmHg，维持 10 秒，放松；重复动作达到 24mmHg，维持 10 秒，休息

继续重复上述动作，加压到 30mmHg

训练至患者可维持 10 秒 X10 次后进入到第二阶段的训练

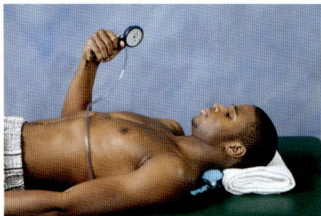

颈椎稳定性：强化屈肌				
说明： 确定需要的支持及保护；每项训练开始配合柔和点头和轴向伸展，至中立位；在训练中维持稳定；增加极限次数，然后在进阶前抗阻训练，在仰卧位 1~3 级使用压力反馈计	最大的支持→最小的支持			
	仰卧位	坐在瑜伽球上降低稳定性	靠墙站立，头后放置一个小球以降低稳定	无支持站立位
1 级：深层节段性激活	轻柔屈曲头颈部和轴向伸展（颈后缩；维持 10 秒 X10 次			
2 级：最大保护到中度保护	肩关节屈曲至 90° 肩关节外展至 90° 双臂于体侧的肩关节外旋			

第2章 脊柱

颈椎稳定性：强化屈肌（续）

3 级：中度保护到最小保护	肩关节屈曲到关节活动末端 肩关节外展加外旋到关节活动末端 对角线模式
4 级：最小保护到无保护	功能模式；有／无支撑站立位双臂 　向前、向外、向上伸够：推、 　拉、抬起上肢

目的： 配合肢体动作提高颈部屈肌力量以加强稳定性

注意： 下列图片为颈屈肌稳定性训练的范例，建议的进阶训练见上表

2 级：肩关节屈曲 90°	2 级：肩关节外展至 90°
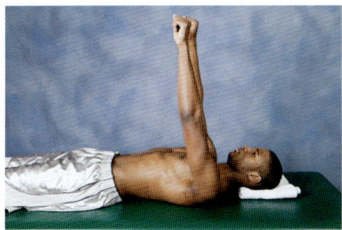	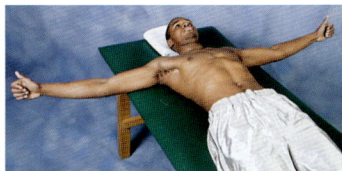
2 级：手臂置于体侧肩关节外旋	3 级：对角线模式
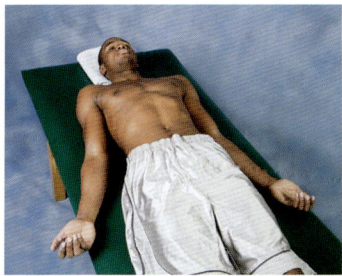	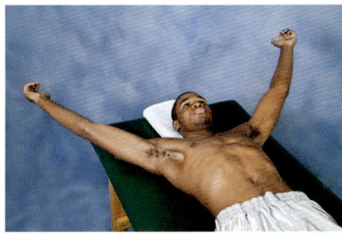

目的： 动态加强颈深屈肌力量

技术：

- 当仰卧位无法屈曲头部时（最小使用胸锁乳突肌和斜角肌），在上半身下方放置楔形垫做点头动作
- 进阶至仰卧位点头动作

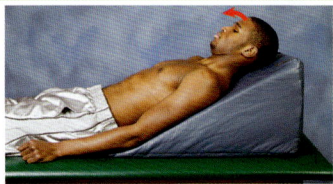

颈椎稳定性：强化伸肌			
说明： 每项练习开始配合柔和地点头和轴向伸展（颈后缩）到中立位并在训练中维持住，增加极限次数，然后施加阻力进阶到下一级	最大支撑→最小支撑		
	俯卧位额头置于垫上，抬起额头	四点跪位（在软垫子或瑜伽球上）保持眼睛看向地板	背靠墙站立，头与墙之间垫一个小球	无支撑站立
1级：深层节段性激活	额头抬离垫子；维持 10 秒 X10 次			
2级：最大保护到中度保护	手臂放在身体两侧：肩关节外旋，肩胛骨内收，双臂摆在 90°/90° 位置（外展和外旋），肩关节水平外展和肩胛骨内收			
3级：中度保护到最小保护	肩上抬到最大关节活动度，肩关节外旋至 90°，外旋，肘关节伸直，肩关节水平外展同时肩胛骨内收，上肢成对角线模式			

颈椎稳定性：强化伸肌（续）

4 级：最小保护到无支撑	无支撑站立→站于不稳定表面
	● 在功能模式下双臂向前、向外、向上伸够
	● 推／拉、抬起上肢

目的： 1 级，激活深层颈伸肌

技术：

● 由柔和屈曲头部动作开始（点头）

● 维持脊柱中立位，同时额头抬离床面并保持眼睛看床面

● 在进阶至 2 级前维持姿势 10 秒 × 10 次

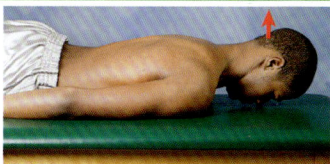

目的： 配合肢体动作，提高颈部伸肌力量以加强稳定性

注意： 下图所示是颈部伸肌稳定性练习的示例，使用肩胛骨内收同时上肢负重

2 级：肩胛骨内收与肩关节外旋	2 级：90°/90° 位置肩胛骨内收与肩关节外旋
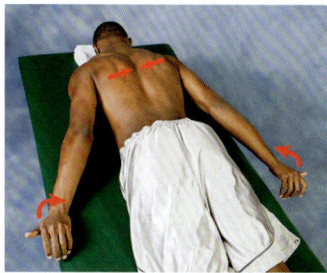	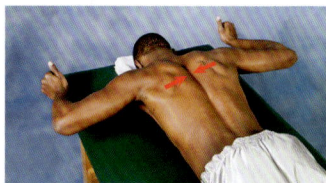

2 级：在不稳定表面，90°/90° 位置肩胛骨内收与肩关节外旋，双手握哑铃抗阻	3 级：肩胛骨内收，肩关节水平内收和外旋，肘关节伸直
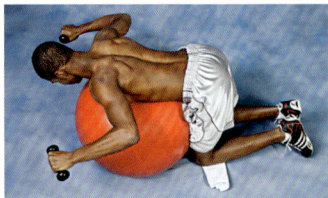	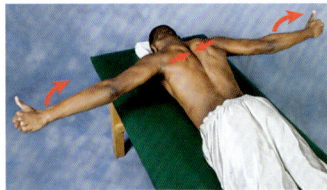
3 级：上肢成对角线模式	3 级：在不稳定平面上做上肢对角线模式运动，同时给予阻力
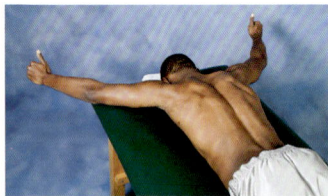	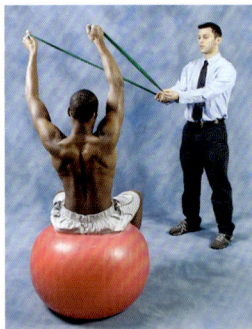

4级：站立位，小球放于头后（头靠于不稳定表面），手持重物，双肩交替做屈伸动作

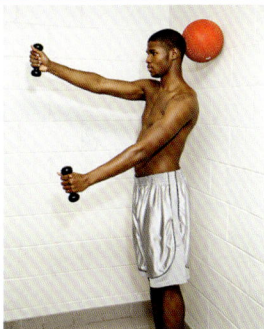

稳定性训练：腰椎骨盆节段

目的：激活腹横肌

技术：俯卧位（无图）

- 在腰下使用气压计
- 脊柱中立位
- 充气加压到70mmHg
- 患者进行腹部回缩（将脐部向脊柱方向下拉）
- 压力不应超过10mmHg
- 维持10秒（继续呼吸），放松，重复上述动作

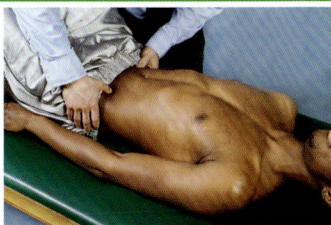

技术：仰卧位

- 脊柱中立位
- 触诊髂前上棘
- 感受深层肌肉张力（如果有明显隆起的肌肉则是腹内斜肌而不是腹横肌发力）

目的： 激活多裂肌

技术：

- 患者俯卧位（无图）或侧卧位
- 在患者进行肌肉轻柔收缩时沿着每一节棘突往深部触诊以促进：
  - 患者使用腹部回缩方法
  - 患者收缩会阴肌群
  - 给予柔和的阻力刺激骨盆旋转

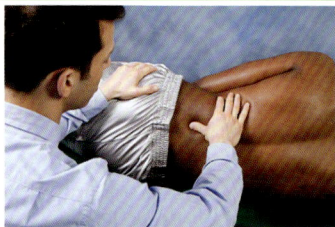

腰椎骨盆稳定性：强化腹肌

说明：开始回缩练习 使用患者可维持骨盆稳定时的肢体负荷级别；使用多次或交替肢体运动	患者仰卧位		
	最简单→最困难		
	A. 髋关节屈曲90°	B. 滑动足跟至全范围伸膝	C. 腿伸直并抬高45°
1级：深层节段肌激活	回缩和维持10秒，放松，重复10次		
2级：A,B,或者C	对侧腿置于垫上；屈腿落下		
3级：A,B,或者C	对侧腿置于床上		
4级：A,B,或者C	保持对侧腿髋屈曲90°，配合上肢参与		
5级：A,B,或者C	对侧下肢髋屈曲90°，无上肢参与		
6级：A,B,或者C	双侧上肢活动参与活动		

目的： 提高腹肌肌力以促进腰椎骨盆控制

注意： 下列插图是配合肢体负荷的强化腹肌的力量稳定性训练范例。每项练习由脊柱中立位和回缩练习开始。使用气压计进行反馈（充气至40mmHg；在练习中允许+/–10mmHg的变化）。见前表

腰椎骨盆稳定性：强化腹肌（续）

2 级：屈腿下落 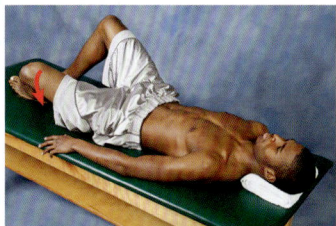	3A 级：髋屈曲 90°，对侧的腿弯曲并踩在床面上 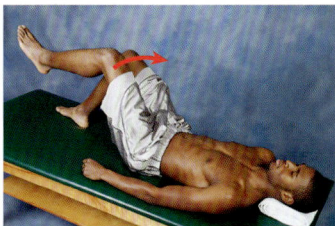
3B 级：足跟沿床面滑动以伸直膝关节，对侧腿弯曲踩在床面上 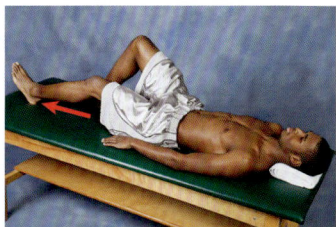	3C 级：直腿抬高到 45°，对侧腿弯曲并踩在床面上 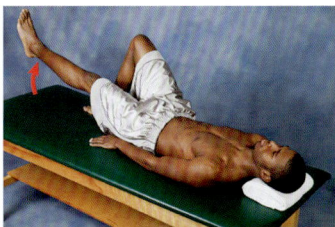
5A 级：髋屈曲 90°；对侧髋和膝关节均屈曲 90° 且无上肢辅助 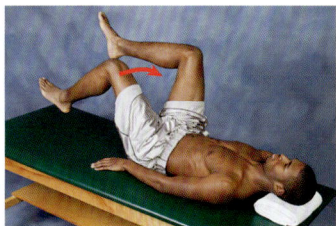	6A 级：双腿弯曲，髋屈曲 90° 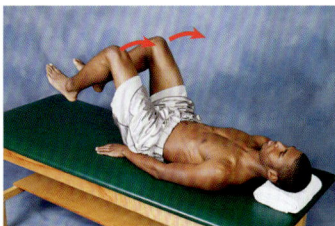

腰椎骨盆稳定性：强化腹肌（续）

6级变化：上下肢交替

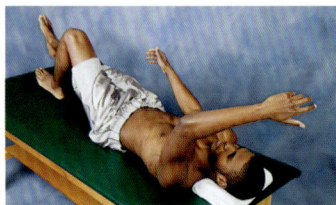

双侧上肢弹力带抗阻伸展

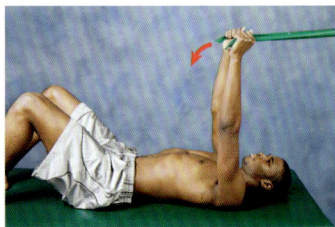

腰椎骨盆稳定性：强化伸肌

目的： 加强伸肌群力量以强化腰椎与骨盆稳定性

注意： 以下插图是配合肢体负荷的强化伸肌的稳定性训练的示例；对于每一项练习，由脊柱中立位和激活深层节段肌群开始，配合腹部回缩练习

上肢前屈

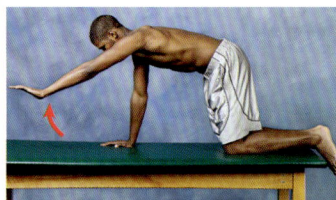

下肢伸展／单侧腿沿床面滑行

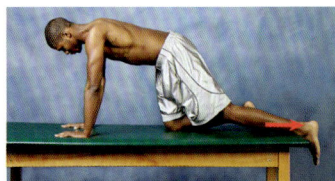

下肢伸展配合抬腿

注意：避免腿抬离床面过高以致对骶髂关节产生压力或使脊柱伸展

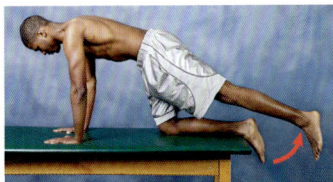

目的：增加冠状面稳定性，强化腰方肌和腹斜肌

其他变形：

- 肘关节和膝关节支撑的侧起
- 肘关节和踝关节支撑的侧起
- 手、膝或手、踝支撑的侧起
- 保持姿势或重复次数
- 保持姿势并水平外展／内收上肢
- 保持姿势并屈曲／伸展上方下肢

上肢前屈与下肢伸展交替进行，利用木杆来加强训练稳定性

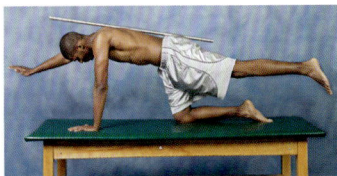

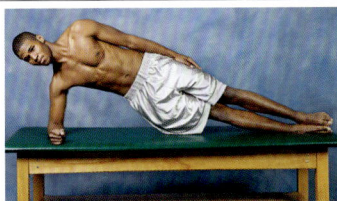

腰椎骨盆稳定性：强化伸肌（续）

目的：改善力量、平衡与稳定性控制，
　　为改善功能活动和人体力学做准备

注意：以下插图是使用不稳定表面对
　　颈椎和腰椎进行增加难度的稳定性
　　训练范例

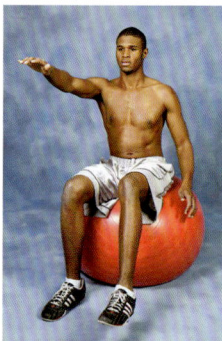

躺在泡沫轴上，两侧肩关节交替屈曲 / 伸展	躺在泡沫轴上，单侧肩、髋、膝关节屈曲
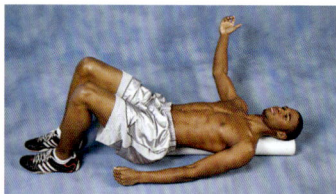	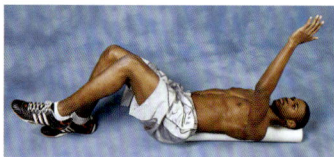

腰椎骨盆稳定性：强化伸肌（续）

位置变化中的稳定：开始时胸椎在瑜伽球上（强化屈肌）	向前移动，直到头在瑜伽球上（强化转移到伸肌）
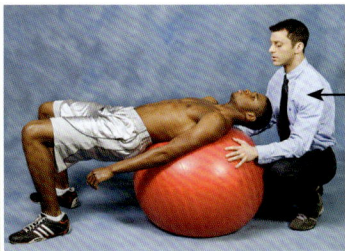	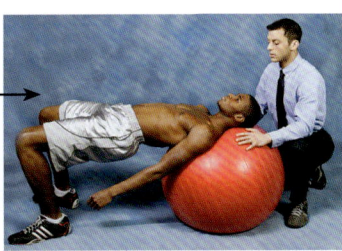

注意：除了前面描述的训练外，其他一些使用不稳定表面或需要在屈肌／伸肌之间进行过渡的训练如下。

- 用头部将球固定在墙面并沿着墙壁用头滚动小球（头部滚动球的同时身体也随之转动）
- 沿着墙壁滑行（背后有或没有球皆可）；增加手臂内收动作并手持重物
- 半蹲、弓箭步，增加手持重物
- 从地板上捡起重物并举过头顶（矢状面与对角线模式），保持脊柱中立位
- 改良版臀桥
- 桥式：脚放在大的瑜伽球上或者背部放在瑜伽球上
- 改良版俯卧撑
- 抗阻行走

动态力量训练

动态力量训练可被视为传统躯干力量训练结合躯干的屈伸肌针对性训练。这些训练对于通过训练肌肉在完全活动范围内发挥功能是有

价值的（与稳定在中立位相对）。因为在生活中常见，所以这里只列出总体指南、常用训练及其效果和注意事项。

■ 总体指南

  ■ 在患者可以自动激活深部节段肌肉从而稳定所有功能性活动后，在康复过程中开始动态躯干力量训练

  ■ 选择多种训练，因为没有一种训练能均衡地训练所有肌肉

注意事项

■ 患有急性椎间盘病变或骨质疏松症的患者不应做动态躯干屈曲训练，以避免腹内压增加和椎体压力增加

■ 如果患者做躯干屈曲时会引起疼痛或神经症状加剧，则不应做这些训练

■ 如果患者存在腰痛或不适（特别是脊柱过度活动或不稳定），不应该做双侧直腿抬高和下降训练，以避免髂腰肌拉拽腰椎

■ 俯卧位的伸肌训练会达到关节活动度末端，但对于患有关节炎、神经根受压或神经根病变的患者来说不适用

■ 如果患者在伸展关节范围末端抗阻时出现症状，则向中立位修改动作（使用四点支撑体位），以及强调保持等长收缩而不是在完全伸展位抗阻

■ 躯干屈曲（腹肌）

  ■ 卷腹：主要强化腹直肌，也强化了部分腹内斜肌、腹外斜肌、腹横肌和腰大肌

  ■ 站立位躯干抵抗弹性阻力或滑轮阻力做屈曲运动（见55页图）

  ■ 不稳定表面上的卷腹：与稳定平面相比，腹直肌活动增加2倍，腹外斜肌活动增加4倍（见55页图）

  ■ 仰卧起坐：腹直肌、腹外斜肌和腰大肌的活动增加；脊柱压力增加

  ■ 悬垂举腿：腹外斜肌活动增加；脊柱压力增加

  ■ 仰卧位双侧抬腿：在活动范围的起始部分，腹直肌、腹外斜肌和腹内斜肌的活动增加。注意，不要弓背

- ■ 其他腹肌训练方式
  - 卷腹下降：起始时直立，逐步降低身体至地面进行离心控制
  - 臀桥
- ■ 躯干伸展（竖脊肌和多裂肌）
  - ■ 俯卧位胸廓抬高
  - ■ 俯卧位抬腿
  - ■ 站立位躯干抗弹性阻力或滑轮阻力做伸展运动（见下图）
  - ■ 使用弹性阻力进行旋转伸展

不稳定平面上的卷腹

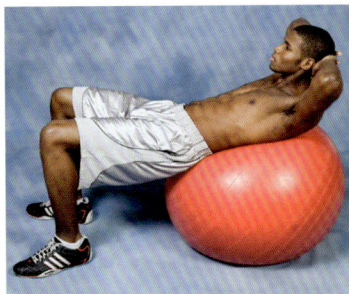

站立位躯干抵抗弹性阻力屈曲

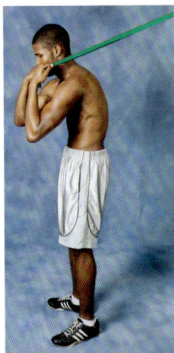

站立位躯干抵抗弹性阻力伸展

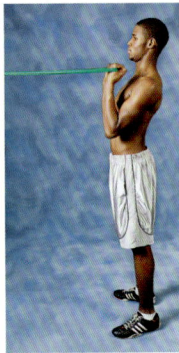

管理指南

　　仅靠医学诊断并不足以指导有效的康复治疗。遵循身体结构和功能类别的分类系统可以指导从业者基于患者的体征／症状设计治疗干预措施。

分类系统

　　身体结构和功能分类基于一组共同的体征／症状和治疗方法。偏向（bias）于使用何种治疗的类别，即能使症状缓解的脊柱位置或治疗的重点。

- 非负重类别：牵引法
- 伸展类别：伸展法
  - 诊断可能包括Ⅳ级椎间盘病变、液体淤滞和屈曲姿势
- 屈曲类别：屈曲法
  - 诊断包括椎关节强硬或椎间孔狭窄、伸展负荷损伤、关节突关节肿胀、神经根型颈椎病和神经根型腰椎病
- 活动过度／功能性不稳：稳定／制动法
  - 诊断包括损伤（如扭伤、跌倒）、韧带松弛、脊椎关节强硬和腰椎滑脱
- 活动不足：松动手法
  - 诊断包括颈椎病、姿势功能障碍、长期制动、整体性的颈部／背部疼痛和僵硬
- 肌肉和软组织病变：运动疗法
  - 诊断包括撕裂伤、挫伤、持续或重复活动引起的扭伤，以及关节或其他组织损伤的保护机制（防护／痉挛）
- 姿势疼痛综合征：运动训练和力量加强

　　首先介绍基于恢复阶段的总体管理指南，然后针对颈椎和腰椎区域的每个损伤类别和相关干预方法进行具体分析。

患者表现

疼痛和（或）神经症状及炎症反应

保护姿势（倾向于屈曲、伸展或非负重）

ADL 和 IADL 受限

注意事项： 伴随急性创伤时，应排除脊髓损伤

红旗征包括：

- 双侧神经症状
- 会阴部鞍区感觉麻木
- 与饮食无关的大小便改变
- 与颈椎损伤有关的下肢症状

治疗计划	干预措施
1. 患者教育	1. 使患者参与自我管理。告知患者疾病进展 / 注意事项
2. 减轻急性症状	2. 必要时进行理疗、按摩、牵引或松动。如果需要，休息 1~2 天
3. 指导患者注意颈部和骨盆的位置和活动	3. 运动觉训练：颈椎和肩胛骨的活动、骨盆倾斜、脊椎中立位
4. 示范安全姿势	4. 促进仰卧位、坐位和站立位时脊柱功能位的舒适性
5. 开始神经肌肉的激活和稳定肌的控制	5. 深层节段肌肉激活技术（参考前文）
6. 教育患者如何安全地完成基础日常生活活动，进阶至工具性日常生活活动	6. 以安全姿势翻身、坐、站和步行。促进坐位耐力至 30 分钟以上，站立位耐力至 15 分钟以上，步行距离大于 1 英里（约 1.6km）

第 2 章 脊柱

中度保护期 / 运动控制期（4~12 周）

患者表现

- 疼痛：仅在对易受损组织施加过度压力时
- 姿势 / 姿势感知受损
- 活动受损
- 肌肉功能受损：稳定肌的神经肌肉控制不良；肌耐力和肌力下降，总体失调
- 长时间 IADL 受限
- 身体力线和发力方式不良

治疗计划	干预措施
1. 有关自我管理和如何避免、缓解疼痛的患者宣教	1. 安全的活动和姿势。家庭训练方案。工作和家庭环境人体工程学方面的调整
2. 促进脊柱对身体位置的感知和控制	2. 促进脊柱在无痛姿势、训练和活动中的主动控制，矫正姿势
3. 改善活动受限肌肉、关节、筋膜、神经的活动性	3. 关节松动 / 整复、神经松动术、肌肉抑制技术、自我牵伸
4. 改善神经肌肉控制、力量和耐力的技术	4. 进阶稳定性训练；开始肢体力量训练
5. 改善心肺耐力	5. 低到中等强度的有氧训练；强调脊柱位置
6. 教会患者缓解压力或放松的技术	6. 放松运动和姿势压力的缓解
7. 教会患者安全的身体力学和功能性适应	7. 抬高、推 / 拉、够物时稳定脊柱

最小保护至无保护期 / 功能恢复期（>12 周）

患者表现
- 长时间重复活动中，易受损组织因过大的压力而产生疼痛
- 高强度或不稳定情况下的神经肌肉控制和耐力不良
- 灵活性和肌力不平衡，总体失调
- 长时间执行高强度身体需求的能力受限

治疗计划	干预措施
1. 加强高强度和重复性活动中的脊柱控制	1. 在不同体位变化中主动控制脊柱
2. 改善活动受限肌肉、关节、筋膜、神经的活动性	2. 关节松动术、神经松动术、肌肉抑制技术、自我牵伸
3. 提高肌肉功能；动态中躯干和肢体的肌力、协调性和耐力	3. 动态中躯干和肢体的抗阻训练，强调功能性目标
4. 改善心肺耐力	4. 增加有氧训练的强度
5. 习惯性使用缓解压力和矫正姿势的技术	5. 缓解压力的动作和姿势
6. 安全进阶到高等级、高强度的活动	6. 在工作和家庭环境中应用人体工程学的改变
7. 培养健康的训练习惯从而自我维持	7. 专项训练中强调脊柱控制、耐力、平衡、敏捷性、节律和速度

管理指南：具体诊断的分类

注意： 以下诊断类别可鉴别一组体征 / 症状，并列出除上述管理指南中所述之外应考虑的具体干预措施和注意事项。

颈部或腰部：非负重类别——牵引方法

患者表现

■ 急性症状，伴有明显的疼痛和肌肉保护

■ 对直立位或运动的极小耐受或不耐受

■ 可通过牵引缓解症状

干预

■ 牵引

　■ 颈椎：可能暂时需要颈托休息

　■ 腰椎：可能暂时需要腰围使脊椎非负重

　■ 用减重吊带在跑步机上行走从而使脊椎减重；结合轻柔的上肢 / 腿部运动

　■ 在深水中利用浮力救生带做水中运动；开始深层节段肌肉稳定性运动和轻柔的手臂 / 腿部运动

■ 随着症状稳定，重新检查和进阶干预措施，如总体管理指南所述

　■ 减少使用颈托或腰围

腰椎：伸展类别——伸展方法

诊断可能包括Ⅳ级椎间盘损伤、屈曲姿势（平背）、液体淤滞。

患者表现

■ 相关皮区可能存在放射性疼痛和（或）神经根症状

■ 患者通常表现为屈曲姿势

■ 可能有胸廓侧向移位（急性脊柱侧凸），通常远离疼痛侧

■ 间歇或持续的后伸测试会减少症状（如果出现侧向移位，先纠正侧移，再进行后伸测试）或使症状向心化

■ 前屈测试／姿势加重症状

禁忌证和注意事项

■ 如果出现以下情况，请勿做后伸动作或训练：
  ■ 体位的变化或移动不能缓解疼痛／症状，或不使疼痛／症状向心化
  ■ 后伸使症状发生离心化（提示可能存在椎管狭窄、椎间盘突出或椎管后部病变）
  ■ 鞍区感觉麻木和（或）膀胱无力（提示可能脊髓或马尾综合征）
  ■ 极度疼痛和矫正治疗中出现抵抗
■ 椎间盘病变：避免屈曲体位和活动，直到症状稳定

早期干预——腰椎间盘病变

■ 卧床休息与定期间歇性短时间行走结合，以促进腰椎后伸和液体随压力流动；如果不能直立，请使用拐杖
■ 被动腰椎后伸：俯卧位，进阶到肘部支撑和（或）俯卧位上半身撑起，监测症状（应该减少症状或向心化）
■ 侧移矫正：使用手法或自我矫正后，进行俯卧位上半身撑起或者站立位后伸

  技术：侧向移位矫正
  ■ 站在移位的胸部一侧
  ■ 用肩膀抵住患者的肘关节
  ■ 用手环绕患者的骨盆
  ■ 向治疗师方向移动骨盆
■ 患者教育：帮助患者识别加重或减轻症状的体位和动作；教授患者自我矫正和安全活动的模式
■ 深层节段性肌肉激活；脊柱后伸时保持基本的稳定

当症状稳定时（如椎间盘损伤，症状稳定表现为脊柱畸形减少、活动度增加、硬脊膜活动受限征象消失）

■ 重新评估并按照总体管理指南中所述的方法进阶干预措施

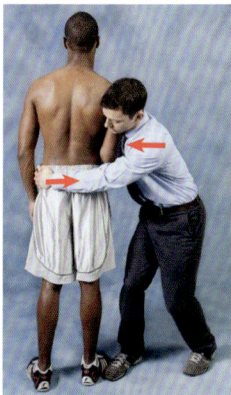

- 进阶后的其他患者指导
  - 在任何体前屈训练后进行后伸
  - 在长时间前屈姿势中穿插后伸
  - 在坐位时使用腰部靠枕以支撑腰椎并帮助其保持前凸

颈椎：后伸类别——后伸方法

诊断可能包括Ⅳ级椎间盘损伤、头前倾姿势、液体淤滞。

患者表现

- 疼痛和（或）神经症状放射到相关的上肢皮区
- 患者通常表现为屈曲姿势、头部前倾姿势
- 患者可能有侧向移位或头部旋转
- 间歇性或持续的后伸会减少症状（如果出现侧向移位先纠正侧移，再进行后伸测试）或使症状向心化
- 前屈评估／姿势加重症状

禁忌证和注意事项

- 如果出现以下情况，请勿做头部／颈部后伸的动作或训练：
  - 不能变换体位或活动度下降，或疼痛／症状向心化
  - 伸展使症状离心化（可能提示存在椎管狭窄、椎间盘突出或椎管后部病变）
  - 鞍区感觉麻木和（或）膀胱无力（表明可能存在脊髓或马尾综合征）
  - 极度疼痛和拒绝任何矫正尝试
- 椎间盘病变：避免屈曲体位（头部前倾姿势）和屈曲动作，直到症状稳定

早期干预——颈椎间盘突出

- 仰卧，头部轻柔点头使颈部变平
- 如果颈部偏向一侧或朝一侧旋转，将颈部调整至中立位；可能需要几分钟才能完成
- 进展到颈椎过伸，然后旋转
- **注意事项：** 如果神经症状离心化，疼痛沿手臂向下放射，则不要进阶训练

- **患者教育**：教授患者识别加重或减轻症状的体位和动作；教授患者自我矫正和安全活动的模式

症状稳定

- 重新检查和加强干预措施，如总体管理指南所述，重点是脊柱的整体姿势和稳定性
- 进阶后的其他患者指导
  - 在任何前屈训练后进行后伸
  - 在长时间前屈姿势中穿插轴向伸展（颈椎后缩）
  - 在睡觉时使用颈椎枕支撑颈椎以帮助其保持前凸

颈部或腰部：屈曲类别——屈曲方法

　　诊断可能包括脊椎关节强硬、脊柱或椎间孔狭窄、后伸负荷损伤、关节突关节肿胀和神经根病变。

患者表现

- 患者通常表现为屈曲姿势、头部前倾姿势
- 患者在前屈体位更舒适
- 后伸加重或症状离心化

禁忌证和注意事项

- 如果神经症状加重或疼痛加重，避免后伸和后伸伴旋转
- 如果患者有类风湿关节炎，请勿使用牵引或关节松动术

早期干预

- 当出现急性症状时，使用颈托或腰围为发炎组织提供支撑；当急性症状缓解时停止使用
- 通过前屈脊柱找到舒适的体位
- 当出现急性症状时，使用轻柔的牵引或关节振荡技术
- 如果患者有脊椎关节强硬或椎管狭窄，没有急性炎症体征，则采用更大的牵引力量

症状稳定

- 重新检查和加强干预措施，如总体管理指南所述

- 伴有退行性病变的骨性改变，脊柱屈曲可能是继发的首选姿势，因此提示患者注意如下内容。
  - 颈部区域：避免长时间后伸、向上看；不要俯卧
  - 避免俯卧腰部区域：俯卧位时在下腹部放一个枕头；在站立位时把一条腿踩在凳子上；在坐位时膝关节位置高于髋关节

颈部或腰部：过度活动 / 功能性不稳——稳定 / 制动方法

诊断可能包括损伤、韧带松弛、椎弓峡部裂和脊椎滑脱。

患者表现

- 脊柱节段活动过度（节段或整体）
- 姿势不良时稳定肌系统的激活下降
- 神经肌肉控制不良，深部节段和整体稳定肌系统的耐力不足
- 脊柱在活动范围运动异常或受限（中段）
- 错误的呼吸模式

早期干预

- 如果患者有急性症状，请参阅总体管理指南中最大保护阶段
- 深层节段肌肉激活；利用反馈（触诊和生物反馈压力袖带）
  - 颈部区域
    - 轻柔点头，伴随轻微颈椎前凸变平
  - 腰部区域
    - 脊柱中立位置（通常为中段）
    - 通过回缩法激活腹横肌；教授患者腹横肌的自我触诊
    - 激活多裂肌；教授患者多裂肌的自我触诊
    - 使用会阴肌肉群轻柔地协同激活，促进深层节段肌肉激活
- 深层节段肌肉耐力（目标：收缩 10 秒，重复 10 次）
- 进阶稳定性运动
  - 使用整体肌肉组织的整体稳定运动
    - 强调脊柱中立位和深部节段肌肉激活，每次运动直至变为习惯性
    - 在叠加肢体运动的同时强调脊柱控制
  - 以仰卧位和四点支撑跪位开始（俯卧位，如果可以耐受）；进阶为坐位和站立位

- 包括负重训练，墙壁滑动下蹲、半弓箭步、半蹲
■ 将功能活动和早期人体力学纳入常规稳定性训练中（够物、推、拉、抬举轻的物品）

颈部和腰部：活动不足——松动／整复法

诊断包括脊椎关节强硬、姿势功能障碍、长时间制动、整体性颈部／背部疼痛和僵硬。

患者表现

■ 一个或多个脊柱段的活动受限
■ 根据临床预测来识别什么样的患者能在干预早期阶段从脊柱手法中受益
  ■ 颈椎
    • 症状持续时间 <30 天
    • 肩关节远端无症状
    • 颈椎后伸不会加重症状
    • 身体活动恐惧逃避信念评分（Fear-Avoidance Beliefs Questionnaire Physical Activity，FABQPA）<12 分
    • 上胸段后凸减小（T3~T5）
    • 颈椎后伸 <30°
  ■ 腰椎
    • 症状持续时间 <16 天
    • 膝关节远端无症状
    • 至少有一个活动不足的腰椎节段
    • 至少一侧髋关节内旋 > 35°
    • 恐惧逃避评分 <19 分

早期干预

■ 整复后进行主动活动度训练
  ■ 颈部疼痛：使用胸椎冲击整复手法（thrust manipulation）
  ■ 腰背部疼痛：使用旋转整复手法

仰卧位胸椎整复

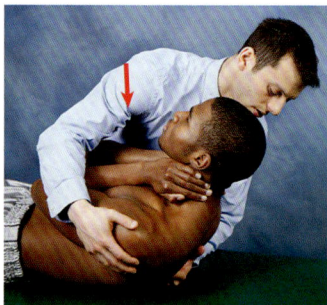

坐位胸椎整复

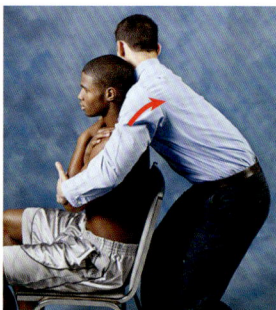

腰椎旋转整复

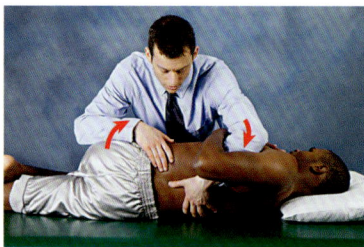

■ 在连续两次治疗中重复整复手法，然后进行姿势和稳定性运动（参见总体管理指南）

颈部或腰部：软组织损伤

软组织损伤包括撕裂伤、挫伤、持续或重复活动引起的拉伤，以及保护性肌卫／痉挛。

干预

■ 遵循一般管理指南中描述的方案：颈椎或腰椎问题的治疗应按照不同恢复阶段的指南方案，除非检查显示有一组符合分类系统中某特定诊断类别的症状和体征

姿势性疼痛综合征：运动和训练法

错误的姿势可能是其他脊柱损伤的潜在因素或某些疾病导致的结果。

患者表现：

- 敏感结构感受到机械应力和肌肉紧张而产生疼痛
- 肌肉、关节或筋膜的限制而导致活动度缺失
- 与拮抗肌群肌肉长度和肌力不平衡相关的肌肉功能不良
- 与肌耐力差相关的肌肉功能不良
- 肩胛骨和躯干稳定肌的姿势控制不足
- 心肺耐力下降
- 与神经肌肉控制不良和长期错误姿势习惯相关的运动模式改变
- 缺乏对健康脊柱控制和力学的认知

治疗计划	干预措施
1. 提高脊柱姿势的感知和控制	1. 运动控制训练；颈椎和肩胛骨的活动，骨盆倾斜，脊柱中立位的控制。加强坐位、站立位、步行和执行目标导向的功能性活动时的姿势控制
2. 向患者讲解错误姿势和症状之间的关系	2. 演示不同体位和动作，以体会在不同姿势中对于症状的控制
3. 促进受限肌肉、关节或筋膜的活动	3. 徒手牵伸和关节松动术；教会患者自我牵伸
4. 提高姿势和肢体肌肉的神经肌肉控制、力量和耐力	4. 稳定性训练；在肢体运动下进阶训练和增加难度；强化动态躯干力量训练
5. 教育患者安全的人体力学姿势	5. 功能性训练中安全的力学方式（蹲、弓箭步、够物、推/拉、上举和翻身时保持脊柱稳定）

6. 家庭、工作和娱乐环境的人体工程学评估	6. 调整工作、家庭和娱乐环境
7. 教授患者压力管理和放松	7. 放松训练和姿势压力缓解
8. 识别安全的有氧运动	8. 执行和进阶有氧训练
9. 促进健康训练习惯以自我维持训练效果	9. 将健康项目和安全的人体力学整合至日常生活中

第 3 章 肩关节

肩部康复指南

为了重建肩部功能，可以恢复或改善以下内容。

- 脊柱、肩胛骨和盂肱关节（肩关节）的排列和动态稳定性，以下肌肉灵活性和力量的平衡：
  - 前伸和后缩肩胛骨的肌肉
  - 胸小肌和斜方肌下部 / 前锯肌
  - 盂肱关节的内旋与外旋肌肉
  - 颈胸椎屈肌和伸肌
- 盂肱关节活动性和结缔组织的柔韧性
- 肩胛骨和盂肱关节的神经肌肉控制可影响：
  - 肩肱节律
  - 三角肌——肩袖机制
  - 足够的外旋，最大限度减少肱骨上抬期间在肱骨上间隙（即肩峰下间隙）的撞击
- 与身体的系统和局部相关的功能包括：
  - 心肺耐力
  - 躯干和下肢力量和稳定性

改善关节活动的方法
关节松动

关节滑动方向指南	
盂肱关节的生理运动	肱骨头滑动
● 总体	● 分离
● 屈曲	● 向后
● 伸展	● 向前
● 内旋	● 向后
● 外旋	● 向前
● 外展	● 向尾端
● 外展伴抬升	● 尾端滑动的进阶

目的： 分离盂肱关节增加总体活动度 **技术：** 牵拉肱骨头 ● 肱骨的松动从肩胛骨平面（外展55°，水平内收 30°，旋转至中立位）上开始，逐步扩大范围至关节活动范围末端 ● 治疗师手放于患者腋窝，对肱骨近端向外施加垂直于关节盂的力	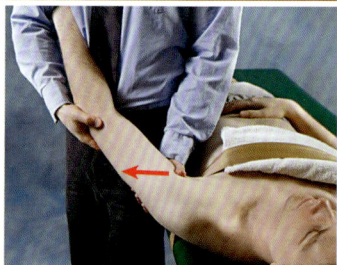
目的： 由于关节不稳定或关节囊前部手术而存在向前滑动禁忌时改善外旋活动度 **技术：** 在肱骨的外旋位置分离肱骨头 ● 位置：肱骨置于肩胛骨平面上（外展55°，水平内收 30°，并外旋至终末位置） ● 手置于患者腋窝处，对肱骨近端施加垂直于关节盂的力	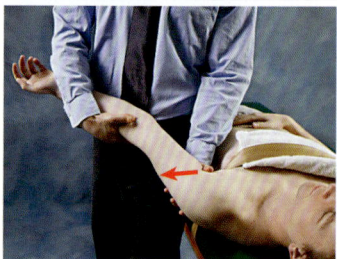
目的： 改善盂肱关节外展 **技术：** 推动肱骨头向尾端滑动	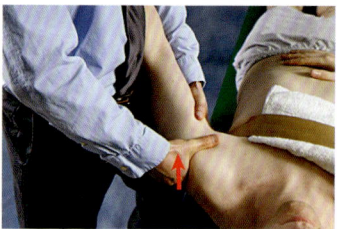

70

目的： 当盂肱关节上抬超过90°后改善上抬角度 **技术：** 进阶向尾端滑动 • 将肱骨置于外展并外旋至终末位置 • 沿肱骨长轴牵伸分离 • 平行关节盂对肱骨近端施力	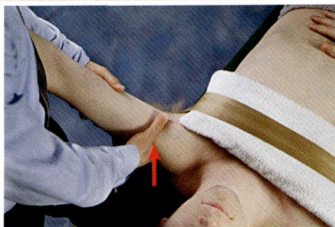
目的： 改善盂肱关节内旋和屈曲 **技术：** 在休息位向后滑动肱骨头 • 站于患者胸廓与肱骨间，用髋部轻轻对肱骨近端施压来分离盂肱关节 • 在肱骨头附近施加滑动的力	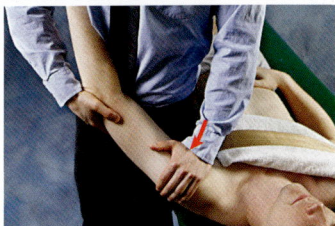
目的： 改善盂肱关节内旋和屈曲 **技术：** 向后滑动的进阶 • 在肱骨头附近用手做分离运动 • 通过肘关节施加沿肱骨长轴向下的力	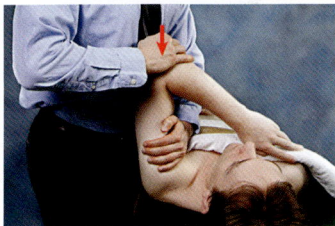

目的: 改善外旋

方法:

- 用折叠的毛巾稳定肩胛骨
- 肱骨位于部分外展并外旋至终末位置
- 治疗师站在健侧,越过患者躯干对肱骨头施加向后外侧的力
- 患者同时通过手中的木杆向外旋方向推动肱骨

注意: 患侧肘关节屈曲 90°,同时木杆与肱骨垂直使肱骨发生旋转

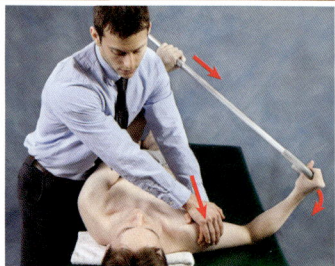

目的: 改善肱骨上抬

方法:

- 稳定肩胛骨
- 对肩胛骨近端施加向后滑动的力
- 患者同时在活动范围内屈曲肩关节

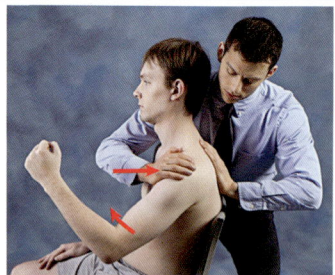

目的： 改善内旋

方法：

- 患者尽可能将手放在背后，并抓住毛巾两端
- 治疗师固定患者肱骨
- 在腋窝下施加分离的力
- 当患者把位于下方的手向上拉动时，在患者屈曲的肘部施加向下的力

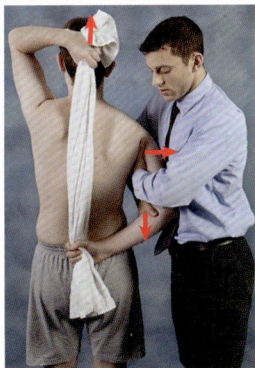

牵伸

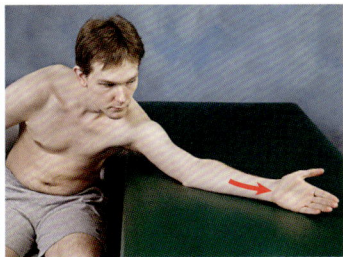

目的： 牵伸肱骨的内收肌群（改善盂肱关节的屈曲、外展）

方法：

- 手臂放在桌上使肩关节位于外旋位
- 患者在桌子上滑动手臂

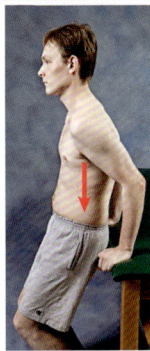

目的： 牵伸肩关节屈肌群（改善盂肱关节伸展）

方法：

- 通过屈髋屈膝或降低躯干来提供牵伸的力

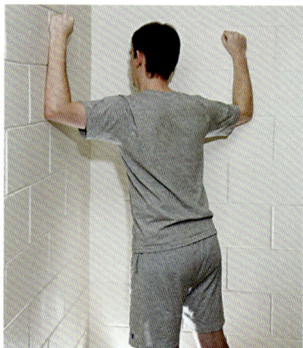

目的： 拉伸胸大肌（锁骨部）（改善水平外展和外旋）

技术： 在墙角牵伸
- 肘关节屈曲 90°，前臂贴于两侧墙面
- 躯干保持稳定，向前倾斜

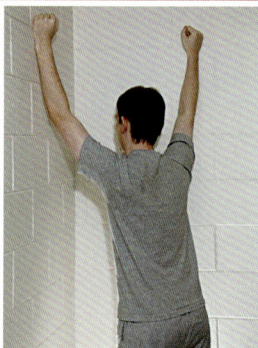

目的： 拉伸胸大肌（胸骨部）（改善斜向屈曲或外旋）

技术： 在墙角牵伸
- 肩关节屈曲并外旋向斜上方，前臂贴于两侧墙面
- 躯干保持稳定，向前倾斜

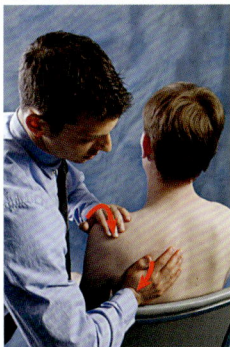

目的： 牵伸胸小肌（改善肩胛骨向后倾斜）

方法：
- 用一侧掌根向上、向后提推喙突
- 另一只手向下挤压肩胛骨下角

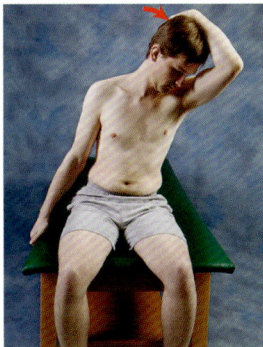

目的： 牵伸肩胛提肌（改善肩胛骨下降）

方法：
- 向紧张肌肉的对侧转头并向下看
- 患侧手抓住治疗床边缘，并向对侧倾斜身体，使肩胛骨下降
- 对侧手在头后施加牵伸的力

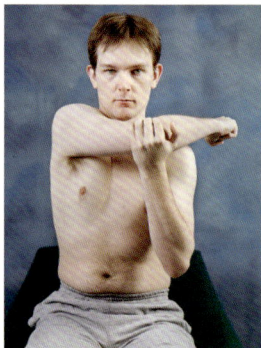

目的： 牵伸三角肌后束（改善盂肱关节水平内收）

技术： 越过胸廓进行拉伸

- 对侧手在肘部施加压力并把手臂拉向胸部

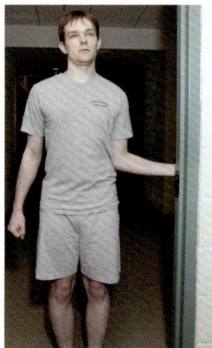

目的： 牵伸内旋肌（改善肩关节外旋）

方法：

- 手掌抵住门框，肘关节屈曲90°
- 将身体转离门框

注意：本部分提及的技术属于主动辅助运动

目的：使用主动辅助运动，提高肩带神经肌肉控制

技术：棒操

- 运用棒、手杖或 T 拐辅助或引导肱骨运动
- 先采取仰卧位最大限度地稳定肩胛骨，然后逐渐过渡到坐位或站立位

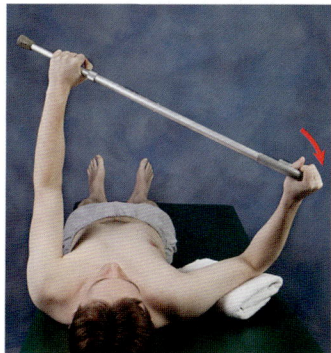

盂肱关节旋转

- 上臂放于身侧（图中未示）
- 肘关节屈曲为 90°，利用手杖带动上臂旋转

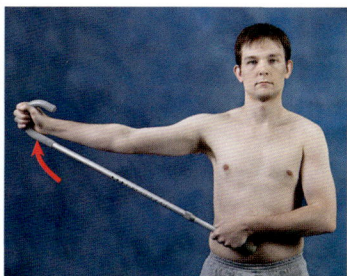

盂肱关节外展

- 手臂抬升时上臂处于外旋位

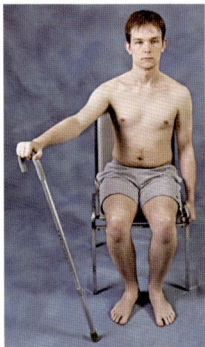

技术：挡位变换训练
前后、左右或环转手杖

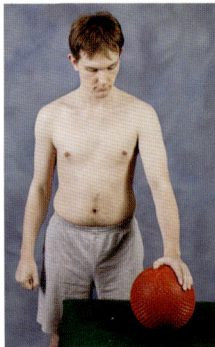

技术：滚球（在桌面进行）
用躯干来辅助早期肩关节运动

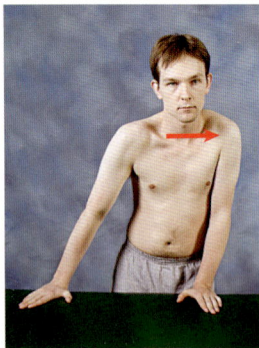

技术：在桌面上进行盂肱关节外展
- 在桌面上稳定双手
- 向受限关节对侧移动躯干

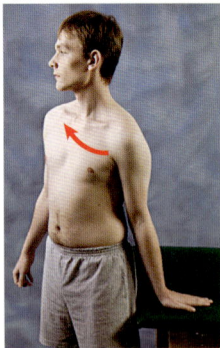

技术：在桌面上进行盂肱关节外旋
- 在桌面上固定手掌
- 向手臂对侧旋转躯干

目的： 增加肩胛骨和盂肱关节的神经肌肉控制和稳定性

技术： 等长训练（非负重和负重）

● 缓慢开始，按照口令保持动作；逐渐提升速度和减少口令数量

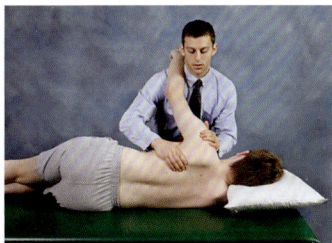

技术： 肩胛骨肌肉交替进行等长运动

● 交替进行抗阻前伸／后缩和上提／下降

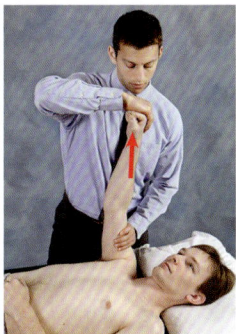

技术： 等长肩胛骨前伸

步骤： 仰卧位向天花板方向发力以进行动态力量训练

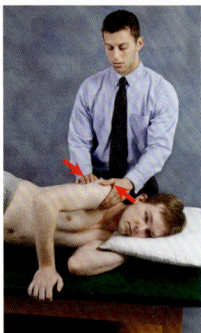

技术： 肩胛骨肌肉交替进行等长运动，视情况在安全范围内增加负重

过程： 让患者向后旋转去推治疗师的手掌以进行动态力量训练

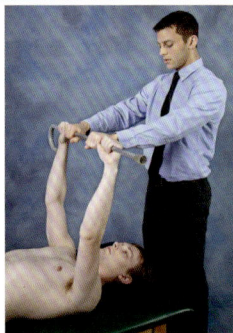

技术： 盂肱关节肌肉交替进行等长运动

- 对患者握住的手杖施加阻力，并使其完成肩关节的等长屈曲、伸展、内收、外展和环转（钟状旋转并对手杖施加相反方向的力）

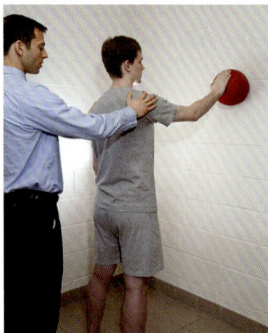

技术： 在不稳定的平面上进行等长负重运动

- 让患者将球保持压在墙面上，治疗师在肩关节上施加阻力

过程： 通过外展肩胛骨使球稳定地压在墙面上来完成动态力量训练

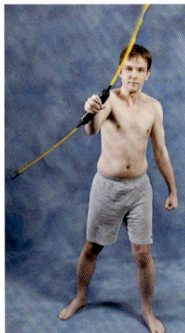

技术： 运用 BodyBlade®（飞力士棒）进行等长收缩

- 可改变手臂位置

注意：从以下图示可衍生出很多肩带运动的变形。另外以下部分讨论的等长运动可以进阶为不伴或伴抗阻的动态训练。有关上肢的非负重增强式训练介绍会在第 8 章中讨论。

目的： 强化肩胛骨内收肌群（内收肌）

技术： 俯卧位、坐位或站立位

- 改变肩关节或手肘的姿势来提高阻力以针对特定肌群进行训练
- 运用外加的负重进行锻炼（在能力范围内握住重物或弹力带）

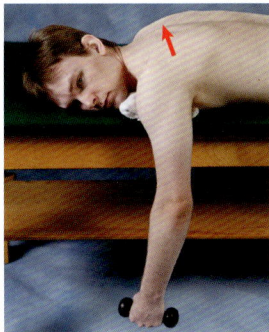

技术： 单侧肩胛骨内收

- 针对斜方肌中部与菱形肌
- 开始时先不手持重物

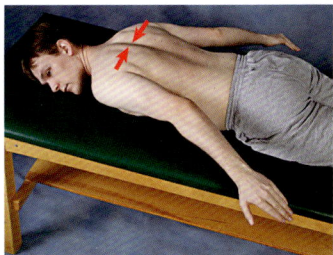

技术： 肩关节伸展位下肩胛骨内收

- 针对菱形肌

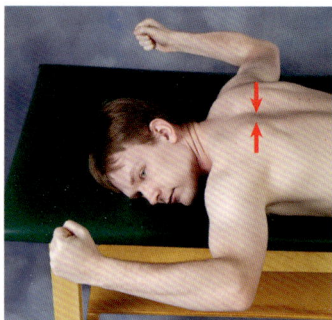

技术： 肩关节及肘关节成 90°/90° 位
   下肩胛骨内收
   ● 针对斜方肌中部

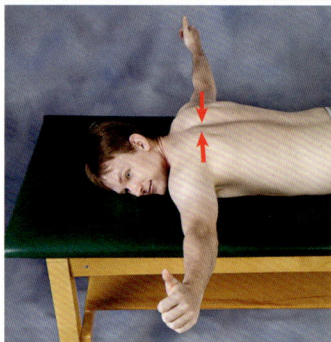

技术： 肩胛骨内收合并肘关节伸展
   ● 针对斜方肌中部

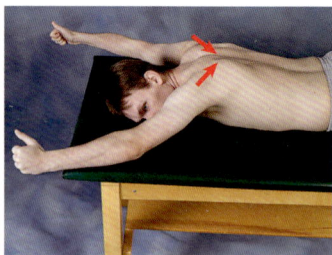

技术： 肩胛骨内收、上旋合并肩关
   节上提
   ● 针对斜方肌下部

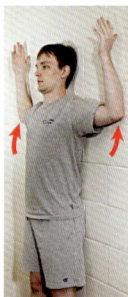

技术： 肩胛骨内收，外展肩关节并使
   上臂在墙上滑动
   ● 针对肩胛骨周围肌肉的动态稳定性

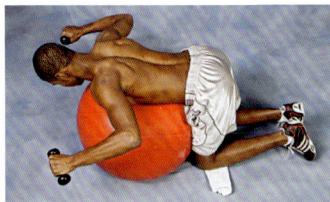

技术：肩胛骨内收合并盂肱关节水平外展
- 初始阶段不需要手持额外重物

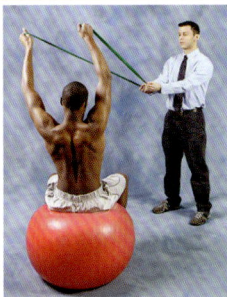

技术：肩胛骨内收合并上肢上举
- 使用弹力带或橡皮管抗阻

目的：强化肩胛骨前伸肌群（外展肌）
技术：上肢"出拳"
- 坐位或站立位下使用弹力带
- 仰卧位手持重物（无图）

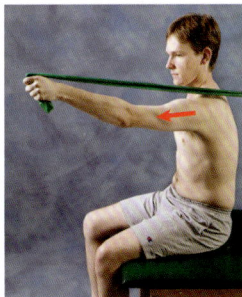

目的： 强化盂肱关节外旋肌力（冈下肌和小圆肌）

技术： 手持重物下外旋

- 肩关节在肩胛骨平面，使前臂支撑在桌面上

其他姿势： 侧卧位（无图）

- 主要强化肩关节上部；手臂处于肩胛骨平面，支撑在枕头上

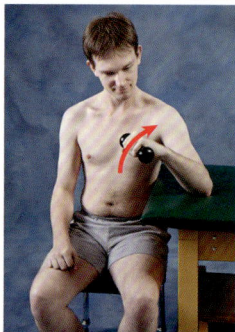

技术： 在体侧用弹力带进行外旋抗阻训练

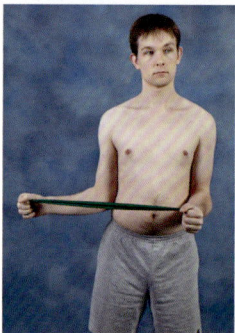

技术： 俯卧位，肩关节在 90° 外展位下外旋

- 肘关节保持在屈曲 90°；旋转肩关节时避免屈曲或伸展肘关节

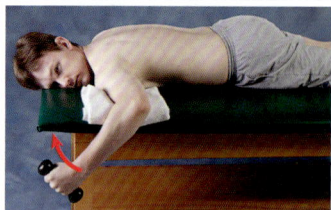

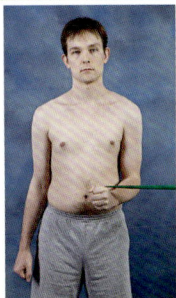

目的: 强化盂肱关节内旋肌(肩胛下肌)

技术: 用弹力带抗阻内旋

- 肘关节保持在 90°;旋转肩关节时不要屈曲或伸展肘关节

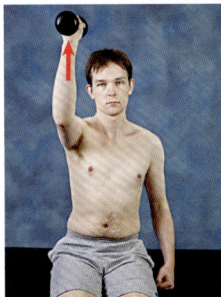

目的: 强化盂肱关节屈肌(三角肌前束)和 肘关节伸展肌的力量

技术: 上举

- 垂直方向轻负重上抬

目的: 增强盂肱关节屈肌群(冈上肌和肱三头肌)

技术: "满罐"位置手握重物

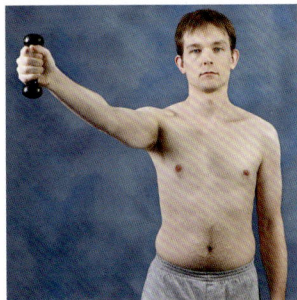

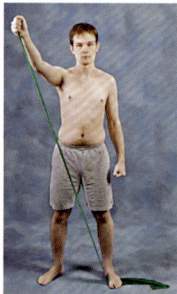

目的： 在对角线模式下增强盂肱关节
屈曲、外展、外旋肌的力量

技术： 单侧的 PNF 模式；D_1 屈曲模
式下弹力带抗阻

- 开始于 D_1 伸展位

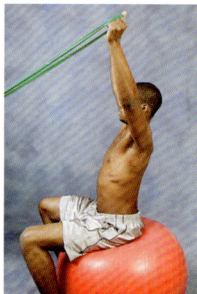

目的： 增强在盂肱关节屈肌（三角肌
前束和冈上肌）的力量

技术： 双侧盂肱关节屈曲，抗阻弹力
带

- 坐于不稳定的表面也可以训练躯干
肌群

目的： 增强盂肱关节伸展肌（背阔肌、大圆肌和三角肌后束）和肩胛骨内
收肌（菱形肌）的力量

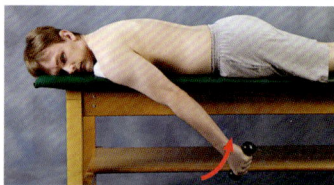

技术： 俯卧位单侧盂肱关节伸展，使
用手持重物

- 从前臂与床面垂直开始（肩关节屈
曲 90°）

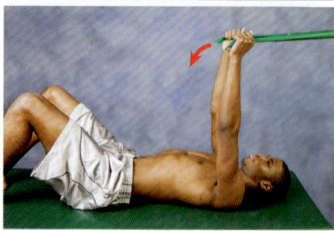

技术： 双侧盂肱关节伸展（仰卧位）

- 从双臂完全屈曲位开始
- 在弹力带抗阻状态下伸展肩关节，
把手向髋关节靠拢

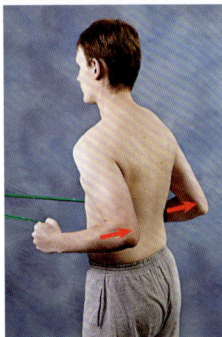

技术：双侧划船运动
- 治疗师在前方固定弹力带，患者双手向后牵拉

技术：向下拉（无图）
- 向下拉动固定在头顶的弹力带

目的：增强盂肱关节水平外展肌（三角肌后束）的力量

技术：肩关节外展姿势划船运动
- 治疗师把弹力带固定在患者前方肩膀高度
- 肩关节外展位进行划船运动

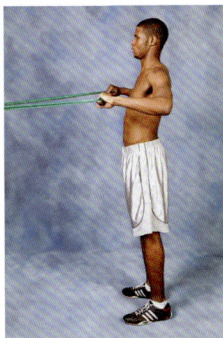

目的：增强盂肱关节水平内收肌（胸大肌和三角肌前束）的力量

技术：单侧或者双侧水平内收
- 仰卧位下手持重物
- 站立位：治疗师在患者背后，在肩关节水平抗阻拉弹力带（无图）

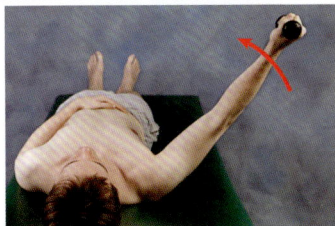

目的：增强肩胛骨下降肌群的力量	
技术： ● 肘关节保持 90° 屈曲，同时向下用肘关节挤压健身球	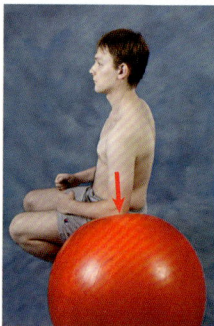
技术：扶手椅上推 ● 保持双脚在地面上，上肢用力上推将臀部抬离椅面	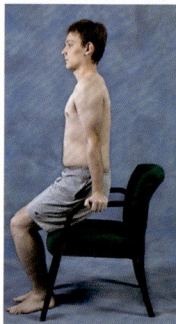

目的：增强肩胛骨的下降和前伸肌的力量

技术：坐位掌下压

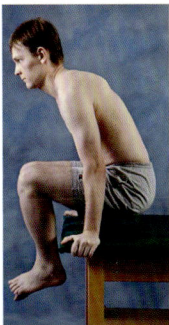

目的：增强肩胛骨前伸肌的力量和盂肱关节稳定性

技术：墙面俯卧撑

替代技术：跪位俯卧撑（无图）

● 跪位，把手支撑在椅面上

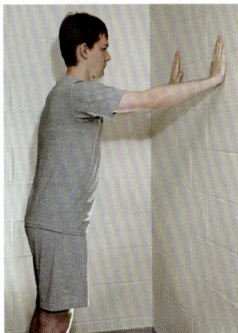

方法： 手膝支撑俯卧撑
进阶： 手脚支撑俯卧撑（无图）
附加技术： "进阶版"俯卧撑
- 肘关节完全伸展状态下，前伸肩胛骨来进一步上提身体

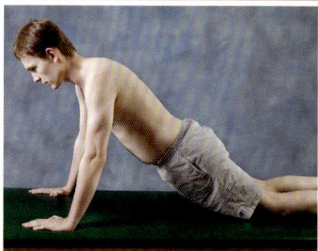

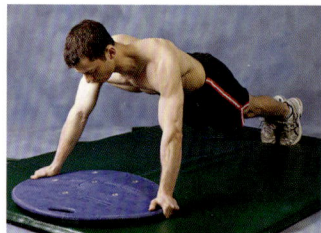

技术： 平衡板上俯卧撑

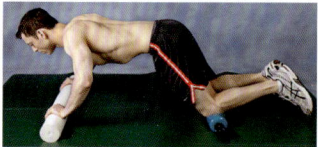

技术： 泡沫轴上俯卧撑
- 把手与膝支撑在泡沫轴上以降低稳定性并提升运动难度
- 推起和降低上半身

盂肱关节活动性下降

关节病理学改变和关节囊粘连限制了正常关节活动。

- 关节炎：包括类风湿关节炎和退行性骨关节炎
- 跌倒或肘部受到过大的外力导致的外伤性关节炎
- 后天原因导致关节活动性下降
  - 长期制动
  - 心脏病、脑卒中或糖尿病并发症

- 原发性的冻结肩（粘连性关节囊炎／周围炎）
  - 紧密的粘连，关节囊增厚和关节受限
  - 通常在 40~65 岁之间发病
  - 可能是肩袖疾病／慢性撞击综合征的进展，或继发于骨和软骨的关节炎变化
  - 原发性冻结肩遵循经典模式，按照典型的 4 个阶段进展
    - 第 1 阶段：夜间疼痛逐渐加剧并伴有运动能力的降低；肩关节无法外旋，在发病后持续 3 个月
    - 第 2 阶段：冷冻期。发病后 3~9 个月发生，休息时疼痛剧烈，各方向运动均受限
    - 第 3 阶段：冻结期。发病后 9~15 个月发生，运动时才发生疼痛，出现粘连，同时盂肱关节运动受限，肩胛骨代偿运动，三角肌、肩袖肌、肱二头肌和肱三头肌萎缩和肌力不足
    - 第 4 阶段：解冻期。发病 15~24 个月发生，没有疼痛，没有滑膜炎，粘连引起明显的运动受限逐渐消解；患者可能无法恢复正常的关节活动范围

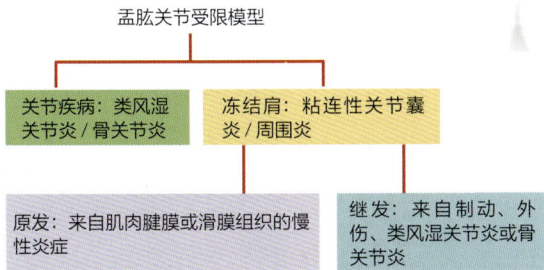

盂肱关节受限模型

关节疾病：类风湿关节炎／骨关节炎

冻结肩：粘连性关节囊炎／周围炎

原发：来自肌肉腱膜或滑膜组织的慢性炎症

继发：来自制动、外伤、类风湿关节炎或骨关节炎

患者表现	干预措施
• 急性疼痛可能会扰乱睡眠 • 触发点（在三角肌后束和三角肌中束之间，肩峰下方） • 可能出现的手部水肿 • 肌卫现象 • 姿势代偿：头前伸，圆肩，肩部上提，肩胛骨前伸和前倾 • 被动和主动关节活动受到疼痛和肌卫情况的限制，尤其是外旋和外展	• 避免引起痛苦的姿势和活动 • 使用理疗控制疼痛和水肿 • 姿势训练：调整颈胸和肩胛骨的排列 • 关节松动术：Ⅰ级或Ⅱ级手法处理椎体和肩胛骨周围的肌肉 • 肌肉等长收缩：肩胛骨和盂肱关节、颈椎、肘和腕周围肌肉，改善血液循环和放松肌肉 • 无痛范围内从被动关节活动到主动辅助关节活动，轻柔地关节振荡 • 钟摆运动（手不持重物） • 关节分离：无痛位置的Ⅰ级或Ⅱ级关节松动术 注意事项：如果疼痛加剧或关节活动度下降，则降低强度 患者教育：教授家庭训练计划，包括主动辅助关节活动、肌肉控制、运动安全性和活动调整，使患者明白保持肘部和手部运动的重要性，以尽量减少复杂区域性疼痛综合征出现的可能性

患者表现	干预措施
<ul><li>渐进性关节囊紧张，典型表现为外旋和外展受限</li><li>被动活动范围末端疼痛</li><li>关节内滑动的减少，活动度的丧失</li><li>肌肉痉挛以及训练和活动中表现出错误的力学机制</li><li>肩带肌肉长度 / 力量失衡</li><li>盂肱关节外展时，使用过度肩胛骨上回旋来代偿</li><li>如果未治疗，活动受限会进展至手臂向上、向外、向背后伸够能力的严重下降</li></ul>	<ul><li>盂肱关节主动辅助活动和肩胛无痛范围内的主动辅助活动（棒操、滑墙）</li><li>Ⅲ级或Ⅳ级关节松动术：开始给予分离牵拉并向疼痛较小的方向滑动；进阶至向后向尾侧的末端滑动</li></ul>**注意事项：**开始关节囊牵伸时应小心；牵伸后的关节疼痛应不超过4 小时<ul><li>牵伸变短的肩胛骨和盂肱关节周围肌肉</li></ul>**注意事项：**在没有足够外旋活动范围时，避免在过头的外展位进行牵伸，以防发生肩峰撞击<ul><li>次最大等长收缩进展到低负重的活动度训练：加强肩胛骨的后缩和下降及盂肱关节的外旋；渐进性进阶抗阻力量训练和 PNF</li><li>上肢保护性的承重来刺激肩袖肌肉和肩胛骨稳定肌共同收缩</li><li>低抗阻的功能性上举和够物活动；随着活动度和力量的提高进阶强度</li><li>患者教育：运动模式再训练，以减少训练和活动中的代偿模式；强化全身姿势训练，强调颈部、胸廓和肩带的对位对线</li><li>进阶家庭训练：自我牵伸及活动度和抗阻训练来激活和强化失用的肌肉</li></ul>

患者表现	干预措施
• 需要末端活动范围的动作受限（如触够后侧口袋、生活自理活动中的过头动作、穿外套、扣背后内衣的扣子、提裤子等） • 参与 ADL、IADL、工作和娱乐活动表现出耐力不足（如无法持续完成生活自理活动中的过头动作、反复伸够、维持姿势、放置物品等） • 无法完成 ADL、工作或者娱乐中需要用力的活动（如抬举物品、搬运杂货、清洁地面等）	• 自我牵伸：强调进阶 / 维持肱骨外旋位的上抬，内旋位的伸展（手背后伸够），以及肩胛骨后缩合并下降 • 模拟工作 / 活动中的上举、推、拉、搬运，采用正确的动作模式和负荷，进阶耐力 • 渐进性抗阻训练，强调适合关节保护的阻力和正确的姿势，以符合肩肱节律和关节力学

全肩关节置换术的术后管理（无明显术前肩袖损伤）

注意： 对有术前肩袖损伤或术前其他病理问题的患者进阶更慢。相对于活动受限，患者伴发这些问题时的康复应更注重稳定性。

最大保护期（0~4周或6周）

患者表现	干预措施
• 术后疼痛和炎症 • 肩关节制动 • 手部肿胀可能 • 肌卫，恐惧肩关节被动活动 • 姿势：胸椎后凸增加，圆肩 • 肩带肌肉萎缩 • 术侧肩部在ADL中使用受限	• 患者教育：使用前臂吊带制动，了解摆位和注意事项，开始家庭训练计划 • 姿势训练，强调躯干挺直、对称 • 主动活动度：颈椎、肩胛骨、肘关节、腕、手（使用转肩来加强肩胛骨后缩） • 取掉吊带，做钟摆训练 • 仰卧位肩关节主动辅助活动（用自己另一只手辅助或使用棍棒训练）：肩关节在肩胛骨平面屈曲90°，上臂置于折叠的毛巾上屈肘外旋至30°~45°，水平外展到中立位，水平内收超过中立位 • 坐位主动辅助活动：在保护活动范围内做变速杆和棍棒操训练 • 早期保护下负重结合活动度训练（手放在桌面上） • 限制ADL，如肘部在腰部位置同时前臂在身体前面的动作（洗手/脸、吃饭、打字）

中度保护期 / 限制运动期（4 或 6 周至 12 或 16 周）	
患者表现	干预措施
<ul><li>切口愈合良好</li><li>被动关节活动时轻微疼痛（90° 上抬，45° 外旋）</li><li>抗阻等长内旋时无肩胛下肌腱疼痛</li><li>肩关节主、被动关节活动受限</li><li>上举过头的过程中肩肱节律异常</li><li>功能性活动严重受限</li></ul>	<ul><li>坐位或站立位下肩胛骨和盂肱关节的主动关节活动训练（若已达到足够的外旋角度，可上抬超过 90°）（爬墙训练、棍棒操训练，包括背后伸够训练）</li><li>低强度自我牵伸训练（上臂在桌面上滑动）</li><li>低强度等长收缩（强调肩袖肌群和三角肌）</li><li>部分负重体位下的肩带稳定训练（肘撑地或手撑地训练）</li><li>躯干稳定性训练</li><li>上肢功率自行车</li><li>低负荷要求，无痛下的 ADL 和 IADL</li></ul>
轻度保护至无保护期 / 功能恢复期（12 或 16 周及以上）	
患者表现	干预措施
<ul><li>瘢痕愈合良好</li><li>肩关节活动无痛且有一定功能性，但仍存在主动和被动关节活动度受限</li><li>肩部肌力及肌耐力不足</li><li>功能性活动中度受限</li></ul>	<ul><li>关节活动度末端的自我牵伸训练（依靠门框或墙壁进行牵伸）达到 130°~140° 被动肩关节上抬角度和 60° 被动外旋角度，以及站立位肩关节主动上抬角度超过 120°</li><li>在合适的情况下，对盂肱关节使用 Ⅲ 级关节松动术</li><li>使用轻训练负荷，低阻力弹力带 / 弹力管进行低强度、高重复次数的肩关节渐进式抗阻训练</li><li>轻度抗阻上抬至 90°</li><li>渐进式上肢承重训练</li><li>ADL 和 IADL：如果没有疼痛，则进阶到中等负荷的活动</li></ul>

肩关节置换术后的摆位
最大保护期

仰卧位

■ 在睡觉、拥挤环境、站立或行走等情况下上肢用悬吊带支持
  ■ 合并肩袖肌肉损伤的恢复可能最初需要肩外展夹板固定
  ■ rTSA（反式全肩关节置换术）要求使用外展夹板制动 6 周
■ 上肢肘关节下垫一折叠毛巾或枕头作支撑，稍远离躯干且在躯干冠状面前方
  ■ 前屈（10°~20°），轻微肩关节外展、内旋
■ 床头抬高约 30°

坐位

■ 上肢由悬吊带支持，或置于患者大腿旁的枕头上，或置于椅子的扶手上（肘在躯干前方）

肩关节置换术后的注意事项
最大保护期

训练（0~6 周）

■ 短暂但多次训练（每天 4 或 5 次）
■ 每次训练的重复次数少
■ 只在手术时记录的"安全"范围内进行被动或主动辅助肩关节活动度训练；不做关节活动度末端牵伸。rTSA 术后，只在限制范围内被动活动盂肱关节
  ■ 从仰卧位或半卧位开始肩关节上抬训练，保持肩胛骨在胸椎位置的固定
  ■ 在 rTSA 术后被动外旋肩关节至中立位或全肩关节置换（total shoulder arthroplasty，TSA）术后肩关节外旋小于 30°，以避免过多牵拉手术修复后肩胛下肌
  ■ 避免前侧关节囊和手术缝合线部位过度紧张
    ● 患者仰卧位被动或辅助主动外旋 / 内旋时，治疗师在患者上肢下方垫一折叠毛巾使上肢稍位于躯干中线的前方
    ● 在术后前 6 周，避免肩关节过度后伸或水平外展超过中立位

- 不同时做后伸、内收和内旋的动作
- 如果使用门夹绳索滑轮系统来辅助上抬手臂，应让患者朝向门和滑轮系统的方向以保证患者手臂上抬角度不会过大（在限制范围内）

■ 在坐位或站立位被动或主动辅助抬高手臂时，维持躯干直立以减少肩峰下软组织撞击

■ 通常不进行主动活动（无辅助），避免抗重力和动态肩关节训练（尤其内旋，以让肩胛下肌得到恢复）

■ 不进行抗阻关节活动训练或渐进式抗阻训练

■ 针对 rTSA 术后患者或肩袖严重损伤修复后的患者或存在不可修复的肩袖肌肉损伤的患者，应谨慎制订和推进训练计划

日常生活活动（0~6 周）

■ 减少需要肘关节维持在腰间位置的活动，如吃饭、洗脸、写字或打字

■ 避免肩部突然、用力的活动

■ 避免将手臂伸向背后

■ ADL 中避免手术侧上肢承重（如床上转移或移动时的倚靠或拉拽，尤其是术后前几周）

■ 避免举重物

■ 在长时间站立或行走时用悬吊带支撑手臂（rTSA 术后患者应持续穿戴外展位固定装置至术后第 6 周）

■ 睡觉期间或在外拥挤环境下穿戴悬吊带

■ 4~6 周内避免开车

TSA 和 rTSA 术后训练指南对比和注意事项

	TSA（肩袖肌群完整无损伤）	rTSA
康复进度	阶段 1：术后 0~4 周 阶段 2：术后 4~12 周 阶段 3：术后 12 周以后	阶段 1：术后 0~6 周 阶段 2：术后 6~12 周或 16 周 阶段 3：术后 12 或 16 周以后
制动	• 无需制动装置，除非肩袖肌肉受损后被修复 • 当肩部无支持、在拥挤的公共场合下或在睡觉时为增加舒适度穿戴悬吊带 4 周 • 遵照手术医生的建议尽早脱下悬吊带进行训练	• 外展位固定夹板（肩处于肩胛骨平面） • 前 3~4 周或 6 周穿戴夹板，24 小时穿戴 • 每日可在进行个人卫生清洁时和进行钟摆训练时（每日 3~4 次）取下夹板
关节活动限制	0~4 周的限制： • 上抬手臂：最大至 120° • 外旋最大至 30°（手臂在躯干的侧面） 4~6 周的限制： • 盂肱关节后伸不超过中立位 6~12 周之后： • 允许做内收、内旋和后伸结合的动作	0~12 周或以上的限制： • 盂肱关节后伸或内旋不超过中立位 • 不做盂肱关节后伸、内收和内旋结合的动作 • 手臂只能在肩胛骨平面内进行 0°~20° 的外旋和不超过 90°~120° 的上抬

	TSA（肩袖肌群完整无损伤）	rTSA
ROM 训练、牵伸和关节松动	阶段 1： ● Ⅰ/Ⅱ级关节振动 ● AROM：只活动肩胛骨和远端上肢关节 ● 钟摆训练 ● 盂肱关节的被动关节活动至辅助下主动关节活动 　- 仰卧位下进行（0~3 周） 　- 进阶到坐位或站立位的辅助主动关节活动 ● 4~6 周时，盂肱关节主动关节活动 ● 至少 6 周内不做主动内旋动作（有利于肩胛下肌的修复） 阶段 2： ● 持续的主动关节活动 ● 逐渐增加盂肱关节的旋转运动 ● 如果需要，6~8 周后可进行轻柔的牵伸 阶段 3： ● 关节活动度末端的自我牵伸	阶段 1（在制动装置被移除时）： ● Ⅰ/Ⅱ级关节振动 ● 主动关节活动：只活动肩胛骨和远端上肢关节 ● 钟摆训练 ● 只做盂肱关节的被动关节活动 ● 注意不超过关节最大活动的限制 阶段 2： ● 在监测活动不超过限制范围的情况下增加被动关节活动度 ● 盂肱关节辅助主动关节活动至主动关节活动 　- 开始于仰卧位，进阶至坐位和站立位 　- 逐渐增加内旋范围至超过中立位 阶段 3： ● 如果需要，在限定的活动范围内做轻柔的牵伸
抗阻训练	阶段 1： 只允许肩胛胸壁关节周围肌群和三角肌在肩胛骨平面上轻微、非负重的等长收缩 阶段 2： 注重提高肩袖肌肉和肩胛胸壁关节周围肌群的功能	阶段 1： 只允许肩胛胸壁关节周围肌群和三角肌在肩胛骨平面轻微、非负重的等长收缩 阶段 2： 注重提高肩袖肌肉和肩胛胸壁关节周围肌群的功能

	TSA（肩袖肌群完整无损伤）	rTSA
抗阻训练	• 盂肱关节周围肌肉亚极量等长收缩结合上肢轻度负重（闭链） • 延迟几周后进行抗阻旋转（利于肩袖肌群的修复） • 如进行主动运动时符合力学条件需求，可将肘和腕、肩胛胸壁关节和盂肱关节的训练进阶为动态低阻力力量训练 阶段3： • 功能性模式下渐进性抗阻训练 • 渐进性闭链稳定性训练	• 盂肱关节和肩胛胸壁关节周围肌肉亚极量等长收缩（只在非负重情况下） • 延迟几周后进行抗阻旋转动作（如术后肩胛下肌和小圆肌被保留，延迟训练可保护术后修复的肌肉） • 如进行主动运动时符合力学条件需求，可将肘和腕、肩胛胸壁关节和盂肱关节的训练进阶为动态低阻力力量训练 　- 只在非负重体位下进行（直到术后第12周） 阶段3： • 开始闭链稳定性训练 • 功能性模式下进行上肢渐进性抗阻训练
ADL注意事项	前4~6周： • 注意限制关节活动度： 　- 不要伸手够后背或伸进裤子后兜 　- 仰卧位时，在手臂下垫一枕头防止盂肱关节过伸超过中立位 　- 允许手肘维持在腰间的轻负荷日常活动（写字、吃饭、洗脸）	前12周： • 在功能性活动过程中注意限制关节活动度 　- 不要伸手够后背或伸进裤子后兜 　- 仰卧位时，在手臂下垫一枕头防止盂肱关节过伸超过中立位 • 5~7周时，允许手肘维持在腰间的轻负荷日常活动（写字、吃饭、洗脸）

	TSA（肩袖肌群完整无损伤）	rTSA
ADL 注意事项	• 不用患手支撑（无论从椅子上坐起或坐下时） • 负重限制：1 磅（1 杯咖啡或 1 杯水的重量） 6~12 周： • 避免单手举重物超过 3 磅 12 周后： • 最终双手举重物的限制在 10~15 磅 • 逐渐回归轻负荷的功能性运动	• 不用患手支撑（无论从椅子上坐起或坐下时） • 12~16 周内限制手术侧手臂举重物（重量不得超过 1 杯咖啡或 1 杯水的重量） 12~16 周以后： • 单臂举重物不超过 6 磅 • 最终双手举重物的限制在 10~15 磅 • 逐渐回归轻负荷的功能性运动

注：1 磅 ≈ 0.45kg。

肩关节疼痛症候群（肩袖肌群疾病和肌腱疾病）：非手术治疗

- 涉及结构性和（或）力学性的损伤
- 关节内撞击：肩袖肌群疾病。肌肉、肌腱结构的完整性受损
  - 肩袖肌肉、肌腱内的血管改变
  - 超负荷引起软组织张力病变
  - 胶原蛋白无序排列或退化
  - 可能进一步造成老年人肩袖撕裂（年龄 >40 岁）
- 原发关节外撞击：在手臂上抬时，因解剖或生物力学因素导致肩峰在肱骨上方内挤压肩袖肌肉
  - 解剖因素：肩峰或肱骨头的结构多样性，以及肩锁关节和韧带的肥厚性退化改变

- 生物力学因素：锁骨或肩胛骨在运动过程中改变原有方向，或因盂肱关节后关节囊紧张导致肱骨头前上方移位

- **继发关节外撞击**：由于盂肱关节的过度活动或不稳定导致的力学挤压；可能是由盂肱韧带和（或）肩袖肌肉损伤导致的多向或单向关节撞击

最大保护期

患者表现	干预措施
- 受损的肌肉、肌腱连接处出现急性疼痛和炎症、触痛 - 疼痛出现在 C5、C6 神经支配区域 - 疼痛影响睡眠 - 疼痛限制关节活动 - 有疼痛弧 - 阳性撞击症状 - 肌卫现象（肌肉自我保护而僵硬的现象）和抑制反应 - 错误姿势：头前移、脊柱胸段后凸（驼背）加重、肩胛骨前倾、盂肱关节内旋	- 避免激惹疼痛的姿势／活动；可使用悬吊带保证舒适和放松 - 物理因子治疗，受损组织结构低强度交叉纤维式按摩 - 姿势训练：强调颈胸段和肩胛骨区域 - 等长收缩训练：肩胛骨和盂肱关节周围肌肉 - 无痛范围内的肩关节被动关节活动至辅助下主动关节活动和自我辅助下的关节活动 - 非负重下的钟摆训练 - 关节分离和振荡：I 级或 II 级关节松动术 - 家庭训练计划指导：钟摆训练，姿势矫正，手臂在身体侧面的轻微等长外旋和外展训练 - 姿势和居住环境因素的调整

中度保护期 / 运动控制期

患者表现	干预措施
• 可能存在疼痛弧 • 肩带肌肉长度 / 力量失衡 • 胸小肌、肩胛提肌、盂肱关节内旋肌的活动性减少 • 肩胛稳定肌和盂肱关节稳定肌的耐力差，包括盂肱关节外旋肌群、肩胛骨上旋和下降肌群 • 盂肱关节后侧囊的柔韧性降低 • 肩肱节律失常	• 交叉纤维式按摩修复软组织 • 肩关节主动关节活动训练 • 关节松动：Ⅲ级或Ⅳ级（通常向后滑动） • 动态松动（后外侧方向） • 牵伸短缩的肩胛骨、盂肱关节周围和颈胸段肌肉 • 轻度等长收缩（非负重）至低负荷抗阻关节活动：强化肩胛骨后缩肌和下降肌及肩袖旋转肌 • 利用体重和交替等长收缩进行肩胛骨和肩袖旋转肌的稳定性训练 • 加强全身姿势的控制，关注肩带的力线 • 渐进式家庭训练计划，以及对工作和日常活动时姿势进行指导，使之符合人体工程学

最小保护至无保护期 / 功能恢复期

患者表现	干预措施
• 肌耐力下降，回归工作或运动活动能力所需时间延长 • 功能活动时肩胛骨和手臂之间运动的协调性下降 • 参与有挑战性的功能活动时肌力下降	• 重复性抗阻关节活动训练，重复次数和时长逐渐增加 • 关节松动：Ⅲ级或Ⅳ级（如果需要的话） • 速度增加，结合上半身稳定性训练 • 力量训练：渐进式抗阻训练和本体感觉神经肌肉促进疗法，模拟工作、运动、日常生活活动的内容 • 合并离心收缩训练：负重逐渐增加 • 开链和闭链运动下的快速伸缩复合式训练 • 模拟性功能活动训练，增强神经肌肉反应和肌肉耐力

肩峰下关节镜减压术：术后管理
（原发撞击综合征和肩袖肌群完整）
最大保护期（0~3/4 周）

患者表现	干预措施
• 术后疼痛和炎症 • 肩关节悬吊带制动 • 肌卫现象和抑制反应 • 肩关节活动度降低 • 姿势异常：脊柱胸段过度后凸（驼背），圆肩 • 手术侧上肢在 ADL 和 IADL 中的使用减少	• 在上肢需要支撑固定时使用肩关节悬吊带（在进行自我照护的 ADL 或训练时可取下） • 冰敷，抬高上肢以控制水肿 • 监控手术切口的愈合 • 患者教育：认识并且避免会导致症状加重的姿势 • 姿势训练：胸椎后伸和肩胛骨后缩训练 • 家庭训练计划（每天 3 或 4 次），注意在训练恢复关节活动度时要保护正在愈合的组织 • 颈椎、肩胛骨、肘、腕、手的主动关节活动 • 钟摆训练 • 无痛范围内的辅助下主动关节活动：自我辅助下肩胛骨平面的肩关节上抬和外旋／内旋或治疗棒训练。从仰卧位逐渐过渡至坐位 • 在保护性负重下的低强度上肢稳定性训练 • 低强度、无痛下多角度肩胛骨和盂肱关节周围肌肉的等长收缩 • 坐位或站立位下，逐渐增加肩关节主动活动度（注意事项：避免主动外展肩关节 >90°，除非能维持肩胛胸壁关节的稳定性）

患者表现	干预措施
• 关节镜手术部位愈合良好 • 疼痛主要来自手臂上举过头动作 • 可能持续存在肩胛骨活动轻度受限 • 末端被动关节活动受限影响肩关节在肩胛骨平面的屈曲和外旋，限制了穿衣、个人卫生等日常活动 • 盂肱 – 肩胛肌肉的肌力弱和协调差导致主动关节活动度受限 • 肩带部位的神经肌肉控制受损，代偿增加 • 盂肱关节和肩胛骨周围动态稳定肌肌力明显下降（肌力测试 3~4 级），肌耐力明显降低 • ADL 和 IADL 中度受限	• 停止使用悬吊带 • 调整和进阶家庭训练计划；强调肩胛骨和盂肱关节周围肌肉的肌力和肌耐力的恢复 • 主动关节活动：开始进行盂肱关节后伸、水平外展和内收活动 • 关节松动（Ⅱ级至Ⅲ级）：肱骨后向和尾向的滑动，肩胛胸壁关节松动；若受限明显，可进行肩锁关节和胸锁关节的松动 • 自我牵伸训练，改善脊柱胸段后伸范围：仰卧于泡沫轴或毛巾卷上 • 盂肱关节的自我牵伸和自我松动（门框牵伸以增加外旋角度；过前胸中线牵伸增加水平内收范围；手臂在墙上滑动或桌面牵伸增加屈曲、外展、后伸范围） • 在负重和非负重体位下，肩胛和躯干抗阻稳定训练 • 在不同姿势下使用轻度弹性阻力带、自由重量、重量拉力器进行抗阻式关节活动训练，本体感觉神经肌肉促进疗法和渐进式抗阻训练（低负重，多重复次数，强化肩胛骨稳定肌、肩袖肌群、三角肌和肱二头肌）。注意事项：在肩关节抗阻训练范围超过 90° 前应先确保在抗重力位完成肩关节屈曲 / 外展时不出现肩胛骨上提 • 上肢肌力、肌耐力训练 • 延长中度负荷功能性活动的时间（够物、举物、搬物、推物等）

最小保护至无保护期 / 功能恢复期（10周）

患者表现	干预措施
<ul><li>撞击试验阴性</li><li>全范围或基本全范围主动肩关节活动无痛，无代偿</li><li>与健侧肩关节相比，患侧肌力大于 75% 健侧肌力</li><li>对于需要长时间抬手举过头顶的工作偶有困难</li><li>需求 / 期望能重返高要求的工作或运动</li></ul>	<ul><li>继续牵伸存在活动受限的组织结构</li><li>渐进式抗阻训练整合特定工作和（或）运动需求的肌力和肌耐力训练</li><li>上肢增强式训练（拉长－收缩训练），让患者重返高要求的活动（见第 8 章）</li><li>与重返工作或运动相关的训练</li><li>渐进式高强度过头运动训练</li><li>渐进式家庭训练计划；强调长时间过头运动的肌耐力训练；包括高难度、高要求的功能性活动，以及预防肩痛复发的指导</li></ul>

肩袖肌完全撕裂的修复：术后管理和注意事项

注意事项：训练指南与肩峰下解压术后相似（见前文关节镜肩峰下解压术后的内容）。康复阶段的进展相对缓慢，取决于撕裂的程度（轻、中或重）、手术入路和过程（全开口关节镜或小开口的手术修复术），以及被修复的肌腱本身的组织质量。

最大保护期：肩关节活动度训练（术后 0~6 周）

- 早期肩关节活动度训练：第 1 周无悬吊带下进行短时间的训练
  - 轻度撕裂（≤1cm），关节镜或小开口的手术修复：术后 1 或 2 天

- 中度到重度撕裂（1~5cm）的关节镜或小开口的手术修复：术后 3~4 天
- 钟摆运动：悬吊带移除可进行活动后立刻开始
- 肩关节被动活动或主动辅助活动（棍棒操运动或自我助动运动）
  - 在舒适、安全的活动范围内
  - 在肩胛骨平面的前屈
    - 从仰卧位下开始，以保证肩胛骨在胸壁上的稳定性
    - 1~2 周内活动范围限制在 90°~100°
  - 肩胛骨平面外旋 / 内旋：从仰卧位开始练习，前臂支撑在折叠的毛巾上保持肘关节屈曲
    - 2 周内外旋 <45°
  - 第 6 周时过渡到坐位或站立位腋下夹毛巾卷，外旋至 70°
  - 上臂或手掌在桌面上的挡位变换运动和关节活动：在被保护范围内进行
- 主动关节活动
  - 肩胛骨运动：术后第 1 周即可开展
  - 盂肱关节运动：
    - 主动屈曲、外展、肩胛骨平面外展至全范围（拇指向上）；当主动运动时不产生耸肩动作即可开始
    - 主动后伸：若在前 6 周内开展，需在俯卧位，上肢在床沿外侧，从屈曲 90° 开始逐渐到中立位进行练习
- 运动注意事项（0~6 周）
  - 在肩胛骨的主动运动中，保证上肢在肩关节平面以下
  - 避免产生肩关节后伸超过中立位的动作，避免在后伸位的棍棒操运动
  - 避免水平内收超过中立位
  - 在 4~6 周内避免外展 90° 下的外旋 / 内旋
  - 训练中手术侧上肢避免负重
  - 至少前 6 周内避免关节抗阻训练
  - 在站立位或坐位肩关节上抬运动中保持躯干直立，以尽量减少肱骨上方撞击

肌力和肌耐力训练

- 一般原则
  - 强化肩胛骨和盂肱关节的动态稳定
  - 采用低负荷、高重复次数策略
  - 从等长收缩肌力训练开始
    - 注意事项：在无阻力下完成正确动作之前都避免做抗阻运动
- 亚极量、无痛等长收缩（术后 0~6 周）
  - 取决于修复的程度及强度，开始时间可以是术后数天至术后数周
  - 首先在上肢低于肩关节平面，非负重姿势下进行盂肱关节肌肉等长收缩训练
    - 为上肢提供支撑，以避免修复的盂肱关节肌肉产生过大张力
    - 抵抗徒手轻微阻力进行交替等长收缩训练
    - 强化肩胛骨稳定肌、肩屈肌群、肩外展肌群、肩伸肌群、肘屈肌群；其次注意强化肩胛骨平面的肩袖肌，保持肘关节屈曲
- 负重 / 闭链运动（术后 6 周）
  - 从站立位下开始负重训练，手放在肩关节平面以下（手支撑在桌面或墙壁上，支撑身体重量）
  - 通过改变身体姿势逐渐增加负重（四点跪位重心转移、坐位撑起、渐进俯卧撑）
- 抗阻关节活动度训练（术后 8 周）
  - 通常在术后 8 周开始，但对于轻度至中度撕裂，可提早至术后 4~6 周开始
  - 针对肩胛骨、盂肱关节、肘关节肌肉进行力量训练
  - 从肩关节平面下抗阻关节活动度训练 / 渐进抗阻训练开始，采用低强度徒手阻力，轻度弹性阻力或轻度重量
    - 在肩关节抗阻外旋 / 内旋训练时，腋下夹毛巾卷
  - 注意事项：在肌腱修复期避免施加过高张力
    - 若是冈上肌接受过修复手术，则谨慎进行抗阻外旋
    - 若是肩胛下肌接受过修复手术，则谨慎进行抗阻内旋

- 开始高于肩关节平面肩屈肌、外展肌动态肌力训练之前
  - 重建肩袖肌力量，尤其是冈上肌、冈下肌，以确保运动中肱骨下降及避免肱骨头向上移动
  - 确保患者可以在没有耸肩的情况下抬高上肢至肩关节水平
- 在 12~16 周，将功能性活动纳入上肢肌力训练项目中（举起、搬运、推、拉物体）
- 上肢功率自行车训练以提升肌耐力
  - 注意事项：调整自行车手柄以保证肩关节运动发生在肩关节水平之下的外旋位或旋转中立位
- 快速伸缩负荷训练［牵伸 – 收缩循环训练（stretch-shortening drills）］（术后 12~16 周）
  - 上肢、躯干有足够肌力后，在康复后期开展此项训练
  - 年轻、主动的患者或者从事需要过头动作的运动员应采取此项训练
  - 更多上肢快速伸缩负荷训练参考第 8 章
- 运动或任务导向性训练（12~16 周后）
  - 对于需要重新从事高需求娱乐或竞技性运动或重体力活动的患者很重要

牵伸和关节松动（术后 6~8 周）

- 一般原则
  - 如果有需求，则从康复的中度保护期 / 运动控制期开始
  - 选用低负荷、长时间牵伸和Ⅲ ~ Ⅴ级关节松动术
- 家庭训练计划：自我牵伸运动或自我松动
  - 上肢在身体侧利用门框进行牵伸以改善盂肱关节旋转
  - 胸前交叉牵伸以拉伸盂肱关节后侧结构并改善水平内收
  - 墙角牵伸胸大肌并改善盂肱关节屈曲及水平外展
- 注意事项
  - 术后 12~16 周内，避免高强度牵伸，如收缩 – 放松牵伸技巧
  - 若是冈上肌或冈下肌接受过修复，初期应避免在内旋活动范围末端的牵伸
  - 若是肩胛下肌接受过修复，初期应避免在外旋活动范围末端的牵伸

功能性活动和注意事项

■ 推迟 6 周在轻度功能性活动中使用患手
 ■ 在日常生活活动中，6 周后再开始负重
 ■ 在前 12~16 周内避免举起、搬运、推或拉重物或快速、高强度动作
 ■ 在 16 周后可恢复大多数运动，若出现疼痛则调整或避免高负荷的活动

肩关节不稳：非手术治疗

注意事项：盂肱关节的活动性过大可因创伤或非创伤因素引起，可为单一方向受限或多个方向的活动过大。盂肱关节活动性过高引起结构和功能性损伤，导致活动参与受限。康复训练依据活动参与受限程度来进行。

肩关节脱位后最大保护期（术后 0~4 周）

患者表现	干预措施
● 创伤性脱位后的疼痛和肌肉保护机制 ● 疼痛或不适，以致难以入眠 ● 疲劳或特殊活动时有再次脱位的风险	● 悬吊带制动 1~2 周 ● 限制活动 4~6 周，以避免关节处于不稳定的位置 ● 保护性关节活动度：肩胛骨平面的肩外旋。肘关节屈曲 90°，前臂自身体前侧（最大内旋位）至中立位，再至外旋 15° 禁忌证：避免肩关节后伸超过中立位 ● 肩袖肌、三角肌、肱二头肌的间歇性等长收缩训练 ● Ⅱ级关节松动术，保持手放在身体两侧 ● 患者教育：保护关节，避免肩关节不稳的动作和姿势

患者表现	干预措施
• 动作中伴随疼痛或不适 • 不对称的关节受限或活动度过大伴随潜在的关节粘连 • 盂肱关节及肩胛骨周围肌肉肌力不足 • 疲惫、抗阻、特殊活动时存在再次脱位的风险 • ADL、IADL 中的过头运动和睡眠姿势受限 • 无法举起物体至肩关节水平面，若肩袖肌群被撕裂，则所有需要肱骨上抬的动作均出现活动受限	• 尽可能早地脱离悬吊带，仅在需要保护或疲惫时使用 • 关节松动术中使用特定方向及特定角度的适当滑动来避免不稳 • 在保护体位使用 II ～ III 级关节松动术 **禁忌证**：向前的脱位应避免肱骨头向前滑动，向后脱位应避免肱骨头向后滑动 • 从上肢处于体侧开始进行等长训练，逐渐过渡到在无痛可动范围内进行训练 • 部分负重，盂肱关节和肩胛骨周围肌肉训练 • 动态抗阻外旋训练限制在 50° 以内 • 在第 3 周时，进行监控下内收或内旋的等速抗阻训练，上臂活动要跨越身体，转速大于 180°/ 秒 **禁忌证**：禁止在上肢 90° 外展时进行内旋动作 • 在第 5 周时，使用等速训练或其他器械进行所有方向的肩部训练 **禁忌证**：禁止在上肢外展 90° 时进行肩关节内、外旋 • 患者教育：避免引起肩关节不稳的活动或姿势；逐步脱离悬吊带进行关节保护及训练；家庭训练计划

最小保护至无保护期 / 功能恢复期（8~16 周）

患者表现	干预措施
• 前侧不稳：投掷、游泳、网球发球、排球扣球等动作受限 • 后侧不稳：投掷、高尔夫等活动受限；推门、推重物、从椅子上或车上撑起身体等活动受限 • 伴有肩袖肌群损伤的患者，举物过头顶及拿取高处的重物受限，疲劳或特殊运动中再次脱位的风险增大	• 通过离心收缩进行肌力训练，逐步增加至最大负重 • 提升联合动作的速度及控制，协调肩胛骨稳定性及盂肱关节稳定性 • 模拟在工作、运动中需要的动作难度，逐渐增加功能性活动 • 患者教育：辨识疲惫及产生撞击时的症状；理解如何在需要时降低运动负荷、工作强度

盂肱关节稳定术后影响康复进程的因素

影响因素	对于康复进程的潜在影响
• 出现不稳（创伤性或非创伤性）	• 由于脱位的风险增加，非创伤性关节不稳定的康复过程会更加保守
• 严重的伴发损伤	• 严重或多发的损伤增多，会减缓康复进程
• 稳定性修复手术失败	• 减缓康复进程

影响因素	对于康复进程的潜在影响
• 关节不稳的方向	• 后侧及多个方向的不稳定较前侧不稳定术后的康复进展更加缓慢
• 不同的手术入路（关节镜与开放性手术）	• 关节镜术后疼痛较轻，但与开放性手术相比康复进展相似
• 不同的手术过程	• 电热辅助治疗较不使用热疗会减缓康复进程
• 术前盂肱关节肌力、耐力表现	• 较弱的术前盂肱关节肌力、耐力会减缓康复进程
• 超弹性组织的质量和多个关节的活动过大	• 若出现过度的关节松弛，康复过程需要更加谨慎

针对盂肱关节反复不稳 / 脱位的前侧盂唇重建术的术后管理和注意事项

注意事项：除非另有注明，否则运动指南和注意事项主要应用于最大保护期（术后 0~6 周）。前 6 周的最大 ROM 及康复进展受盂肱关节病理损伤程度、手术入路、手术过程、患者软组织质量及术中对关节不稳定性的评估的影响。

最大保护期：肩关节 ROM（术后 0~4/6 周）

■ 使用悬吊带并尝试肩关节 ROM 训练
　■ 开放性盂唇重建［班卡特（Bankart）修复］或关节镜下前侧稳定性修复术后悬吊带的使用时间不同
　　• 通常在术后第 1 周内为方便训练可短时间移除悬吊带

- 若进行骨骼手术，则须进行制动，肩关节运动被推迟至 6~8 周后，以便有足够的时间保证骨的愈合
- 为保证舒适白天时穿戴悬吊带，睡觉时保护肩关节或需要时穿戴悬吊带
- 在坐位下定期取下悬吊带，在肩关节旋转中立位下支撑上肢以避免长时间保持内旋

- 钟摆运动：可取下悬吊带后尽早开始训练
- PROM、A-AROM：渐进且谨慎
  - 从仰卧位下开始进行关节活动（棍棒操或自我辅助），术后第 1 周内盂肱关节运动保持在肩胛骨平面
  - 在康复训练初期，限制外旋、水平外展及后伸（避免导致前侧关节囊压力增大的姿势）
    - 关节镜稳定性修复（肩胛下肌保持完整）术后前 2 周，上肢轻微外展或在身侧时外旋不得超过中立位后 5°~10°，避免接合处脱出
    - 接下来的 2~4 周，外旋逐渐增加至 45° 伴肩外展 45°
    - 若稳定性不佳，在术后 4~6 周内限制肩关节外旋不超过中立位
    - 涉及肩胛下肌清理和修复的开放性 Bankart 修复术后（较关节镜下修复可更安全修复关节盂唇），4~6 周内将外旋限制在外科手术中确定的安全范围之内（通常于肩胛骨平面外旋小于 45°）
    - 任何前侧关节盂唇稳定术后 6 周内避免外旋伴 90° 内外展动作（恐惧和不稳姿势）
- AROM
  - 肩胛胸壁关节：术后 1~2 周内开始主动上抬（耸肩）和肩胛骨前伸/后缩（肩关节轴性运动）
  - 盂肱关节：当不需要辅助时，从 A-AROM 过渡到 AROM
    - 注意事项：关节前部开放稳定性手术（关节盂唇重建/Bankart 修复术及肩胛下肌清理）后 6 周内避免抗重力位主动（无辅助）内旋

肌力和肌耐力训练

- 一般原则
  - 关注肩胛骨及盂肱关节动态稳定肌群
  - 低负荷、高重复次数策略
- 亚极量、无痛、多角度等长收缩训练（术后 3~6 周）
  - 术后 3~4 周或 4~6 周开始非负重交替性等长收缩
    - 训练目标为肩胛骨稳定肌和盂肱关节屈曲肌、外展肌及外旋肌
  - **注意事项：** 包含肩胛下肌清理和修复的开放性手术后将内旋肌的等长收缩训练推迟 6 周
- 负重 / 闭链抗阻训练（术后 6 周）
  - 由部分负重姿势开始（站立位手撑墙或桌面）以强化肩胛肌肉和盂肱关节稳定肌
  - 进阶：逐渐增加上肢的负重至 8~12 周完成俯卧撑
- 非负重 / 开链抗阻训练（术后 6 周）
  - 由部分负重开始，采用低负荷高强度训练（徒手阻力、轻负重或轻度弹性阻力）
  - 重点关注肩袖肌、三角肌、肱二头肌及肱三头肌
  - **注意事项：** 首先使用非激惹性功能性活动，过渡到未产生不稳的恐惧姿势
    - 在肩袖旋转肌力训练中，从肩胛骨平面开始，过渡到外展 90° 平面（90° 外展 /90° 屈曲）的旋转训练
    - 在水平外展肌力训练开始时，确保动作终止在躯干冠状面稍前方
- 上肢功率自行车训练：肌耐力
  - **注意事项：** 初期调整把手位置以确保肩部活动在肩关节水平以下，处于中立位或外旋位
- 快速伸缩负荷训练（术后 12~16 周及以后）
  - 为娱乐活动、竞技运动或重体力工作做准备
  - 参考第 8 章，上肢快速伸缩负荷训练
- 运动或任务导向性训练（术后 12~16 周）
  - 患侧上肢肌力达健侧上肢 80% 时（通常为术后 12~16 周）开始
  - 对于患者逐步回归运动或高强度体育项目很重要

牵伸和关节松动术（术后 4~8 周）

- 一般原则
  - 因患者组织弹性有所不同，4~8 周内开始特定的低强度牵伸
  - 重点牵拉肩关节后侧组织（胸前交叉牵伸），以减少肱骨头在盂唇中向前侧移位
- 注意事项
  - 关节镜或开放性手术后 8~12 周，除组织弹性较差患者，避免进行强力的被动牵伸来增大患者外旋末端活动范围
  - 如需采用Ⅲ ~ Ⅳ级关节松动术来改善外旋，避免将肩关节摆放在外展伴外旋位；在肩胛骨平面进行盂肱关节活动末端旋转并采用Ⅲ级分离

功能性活动和注意事项

- 最大保护期和中度保护期 / 运动控制期（0~6/8 周）
  - 仅允许肘关节在腰间范围的非抗阻活动
  - 避免对前侧关节囊产生压力的活动和姿势，例如：
    - 穿外套或衬衣时患侧上肢的伸出（外旋伴越过中立位的水平外展）
    - 扣扣子、拉拉链或在后背扣衣服（盂肱关节越过中立位后伸）
  - 4 周内避免患侧卧位
  - 避免患侧上肢负重，尤其在肩关节后伸位下（借助扶手从座椅上撑起身体）
  - 避免举起重物，尤其是需要两手对向用力（抗阻内旋）的动作

- 功能性活动（术后 8 周后）
  - 术后 8~10 周恢复静态工作活动
  - 12 周内避免举起、搬运、推、拉大于 5 磅（约 2.3kg）的重物
  - 16 周后恢复大多数高需求的工作或运动活动
  - 调整或减少会引起不稳感觉的动作

特定盂肱关节稳定术后的注意事项
后侧稳定手术和（或）逆向 Bankart 修复

注意事项： 以下内容提示应避免对后侧盂肱关节囊产生过多压力。
- ROM 训练：在术后前 6 周内避免
  - 上肢抬起：不超过 90°
  - 内旋：在中立位或不超过 20°
  - 水平内收：中立位之内
- 患侧上肢负重
  - 在术后前 6 周避免或限制上肢负重，尤其是在肩关节进行肩胛胸壁关节和盂肱关节稳定性训练或功能性活动中处于前屈位时
- 引起后侧关节囊负荷的抗阻训练
  - 推迟至康复进阶期（术后 12~16 周）
  - 避免如仰卧推举、俯卧撑等运动

热辅关节囊收缩术（关节囊移位）

注意事项：术后前几周内关节囊韧带结构中的胶原组织在热疗后延展性极佳，在恢复过程中进行牵伸时极易受伤
- 避免过度牵伸
  - 术后至少前 2 周睡眠中维持完整的肩关节制动（悬吊带和绷带）
  - 术后 4~6 周谨慎地改善盂肱关节 ROM
    - 基于术中主刀者的操作和决定，可在术后当天或术后 2 周，或在更长时间后在允许的保护范围内进行盂肱关节活动

- **注意事项**：考虑不稳定的方向及组织特性（高弹性或低弹性）
  - 更加谨慎地进行 ROM 训练
    - 后侧或多方向不稳定相比于前侧不稳定应更加谨慎
    - 先天组织高弹性的患者数量多于较低弹性的患者

SLAP（由前向后延展的上盂唇撕裂）修复

注意事项：SLAP 修复的康复进展由损伤类型、相关病理（如肩袖旋转肌撕裂）的种类及程度、手术类型决定。SLAP 修复术后，若肱二头肌被分离，康复进展应更加谨慎

- **制动**：术后 2~3 周使用悬吊带
  - 肩关节被放置在内旋位
  - 在保护期中可移除悬吊带以进行 ROM 训练
- **ROM 训练**：术后数周内在以下运动中限制 ROM 以减轻对关节盂唇的压力
  - 被动或辅助上肢上抬
    - 0~2 周：限制在 60° 内
    - 接下来 1~2 周：限制在 90° 内
  - 被动或辅助盂肱关节旋转
    - 在肩胛骨平面进行
    - 0~2 周：限制外旋在中立位之内或不超过 15° 及内旋不超过 45°
    - 3~4 周：限制外旋不超过 30° 及内旋不超过 60°
    - 4~8 周：增加外旋和内旋范围
- **肱二头肌长头末端柔韧性训练**
  - 术后 4~6 周，在运动及功能性活动中避免包含肘关节伸直伴肩关节后伸超过中立位的动作
    - 避免背后棍棒操运动
    - 避免穿上衣时患侧上肢后伸的动作

■ 负重活动
  ■ 损伤若由摔倒时伸出的手或手臂撑地引起，导致了关节挤压，负重应逐步增加
■ 肱二头肌的等长收缩或动态收缩训练
  ■ 推迟肘关节屈曲伴前臂旋后至术后 6~8 周
  ■ 受肱二头肌修复的种类及程度影响，肱二头肌抗阻训练或举起、搬运重物被推迟至 8~12 周
  ■ 谨慎提高肱二头肌肌力训练的难度
■ 肩关节外展伴最大外旋
  ■ 调整运动或功能性活动以避免该姿势
    ● 该姿势会对附着在关节盂的肱二头肌产生扭力矩
  ■ 例如，进行背阔肌肌力训练（抗阻下拉运动）时，为避免该动作扶手应在患者头前方而不是头后方

胸廓出口综合征

　　胸廓出口综合征是因臂丛神经、锁骨下动脉、锁骨下静脉受压迫或牵拉而产生的各种上肢疼痛、神经症状及血管症状。
■ 诱发因素
  ■ 错误姿势：头前伸、驼背、肩胛骨前伸、圆肩、锁骨下沉
  ■ 姿势性压力和疲劳：提起重的行李箱、公文包或手提袋（对肩带产生压力），乳房组织肥大，违背人体工程学的工作环境（如电脑桌设置不合理）
  ■ 呼吸受损和错误的呼吸模式：肋上提时过度使用斜角肌导致斜角肌肥大；肋上提减少了锁骨下的空间
  ■ 外伤：锁骨骨折、肱骨头脱位、创口处的炎症和瘢痕、胸小肌肥大
  ■ 先天因素：副肋（第 7 颈椎横突过长）

患者表现

- 间歇性臂丛神经和（或）血管症状（疼痛、感觉异常、麻木、无力、肤色改变、水肿）
- 肩带肌肉柔韧性和力量失衡，前侧和中间结构紧张，后侧及外侧结构无力
- 上肢错误的姿势习惯
- 姿势肌耐力不足
- 肩胛骨控制不足
- 呼吸模式较浅，如上胸呼吸模式
- 锁骨和第 1 肋活动性降低
- 臂丛神经受到牵拉时出现神经症状
- 活动受限或参与受限
  - 因枕头高度不适或上肢姿势不良引起的睡眠障碍
  - 患侧提起行李箱、公文包或背包时困难，可无伴发症状
  - 无法长时间进行手高于头顶的操作，如电工、绘画、挂东西
  - 使用电脑、伏案工作、打电话、长时间驾驶时难以维持姿势

胸廓出口综合征的非手术治疗

由于胸廓出口综合征的病因和症状的多样性，以下建议的干预目的在于减少对神经或血管组织的机械性压力或降低张力。康复涉及姿势教育、耐力训练、肩胛骨稳定性训练及手法治疗。

注意事项：神经或血管症状的加剧可提示轴突损伤或血管损伤，如果发生应立刻转诊至医生。

- 牵伸和松动技术
  - 神经松动术（参见第 2 章）
  - 关节松动术
    - 常见关节受限：第 1 肋横突关节和胸锁关节

- ■ 牵伸
  - 常见肌肉受限：胸小肌、斜角肌、盂肱关节内旋肌、肩胛提肌、枕下肌、前肋间肌、斜方肌上部
- ■ 提升肌肉功能的运动
  - ■ 改善维持姿势肌群的控制和耐力，强化肩胛骨内收肌和上旋肌、盂肱关节外旋肌、颈深屈肌群、胸椎伸肌（颈部和胸部的运动，参见第 2 章）
- ■ 矫正错误的呼吸模式
  - ■ 放松上胸段和降低斜角肌的张力
  - ■ 教导患者使用腹式（膈肌）呼吸模式或双侧肺基底部扩张的呼吸模式
- ■ 相关患者教育
  - ■ 姿势调整
  - ■ 调整激惹压力
  - ■ 安全的家庭训练计划（牵伸紧张的肌肉，加强虚弱的肌肉，提升维持姿势的肌群的耐力）

第4章 肘/腕/手

肘、前臂、腕和手康复指南

为了恢复肘、前臂、腕和手的功能，应该发展或提高以下内容。
- 关节和软组织完成功能性活动所需的 ROM
  - 肘：15°~130° 伸展/屈曲范围可完成大部分活动
  - 前臂：100° 的总体活动范围，其中旋前和旋后各一半
  - 腕：80°~90°，包括屈曲和伸展；大多数的抓握运动发生在腕关节伸展 25°~30° 的位置
  - 肩关节复合体：肩-肘关节联合运动可具有足够的活动性
- 协调的肩带和肘之间的神经肌肉控制受以下因素的影响：
  - 双关节肌（肱二头肌、肱三头肌）的功能
  - 肩带稳定以确保肘和前臂的控制和功能活动时手的正常使用
- 平衡手内在肌与外在肌（深层和浅层肌肉）的力量与灵活性
- 相关身体区域/系统的功能
  - 躯干和下肢的力量和灵活性
  - 心肺耐力

改善 ROM 的运动
关节松动

关节滑动方向指南	
生理运动	关节的滑动
肱尺关节	尺骨关节面的运动
● 屈曲	● 旋前
● 伸展	● 旋后

123

关节滑动方向指南（续）	
生理运动	关节的滑动
肱桡关节 ● 屈曲 ● 伸展	桡骨关节面的运动 ● 旋前（向掌侧旋转） ● 旋后（向背侧旋转）
近端桡尺关节 ● 旋前 ● 旋后	桡骨小头的运动 ● 旋后（向背侧旋转） ● 旋前（向掌侧旋转）
远端桡尺关节 ● 旋前 ● 旋后	桡骨远端关节面的运动 ● 旋前（向掌侧旋转） ● 旋后（向背侧旋转）
桡腕关节 ● 腕屈 ● 腕伸 ● 桡偏 ● 尺偏	近排腕骨的运动 ● 背侧 ● 掌侧 ● 尺侧 ● 桡侧
拇指腕掌关节 ● 桡侧外展 ● 桡侧内收 ● 远离手掌外展 ● 靠近手掌内收	第一掌指关节的运动 ● 桡侧 ● 尺侧 ● 背侧 ● 掌侧
第 2~5 指掌指关节 ● 屈曲 ● 伸展 ● 外展 ● 内收	指骨的运动 ● 掌侧 ● 背侧 ● 远离第三掌骨 ● 靠近第三掌骨
指骨间关节和拇指掌指关节 ● 屈曲 ● 伸展	指骨的运动 ● 掌侧 ● 背侧

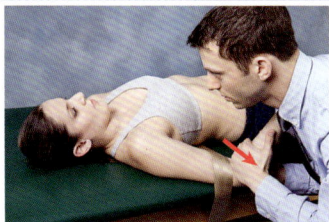

目的：改善肱尺关节灵活性
技术：分离尺骨，以垂直肱骨长轴的方向，向鹰嘴窝移动

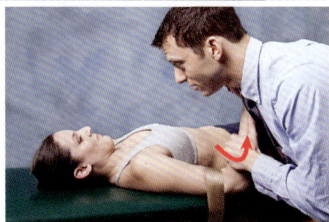

目的：改善屈肘（肱尺关节）
技术：牵伸和使用勺状动作滑动尺骨近端

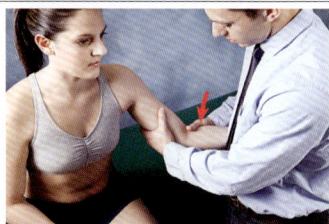

目的：改善伸肘（肱尺关节和肱桡关节）
技术：向内（尺）侧滑动桡骨和尺骨
注意：附属运动增加外翻来辅助伸肘

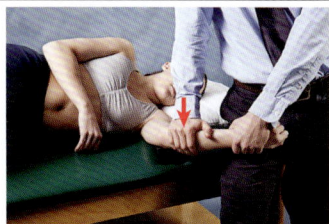

目的：改善屈肘（肱尺关节和肱桡关节）
技术：向外（桡）侧滑动尺骨和桡骨
● 患者姿势：肩外旋同时前臂旋后
● 治疗师近端手掌根发力
注意：附属运动增加内翻来辅助屈肘

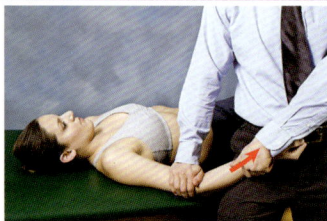

目的: 改善肱桡关节灵活性
技术: 分离桡骨（长轴牵引）
● 固定肱骨
● 只抓住桡骨远端部分；不要在尺骨上施加牵伸力
注意: 长轴牵引结合旋前，可以更好地治疗摔倒时由手外展撑地造成的肘关节冲击伤

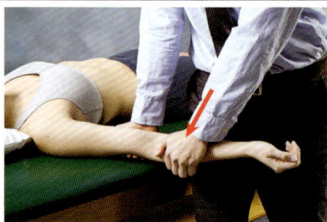

目的: 改善伸肘（肱桡关节）
技术: 向背侧滑动桡骨头
● 固定肱骨
注意: 为了改善屈肘，需要增加桡骨头向手掌的滑动（无图）

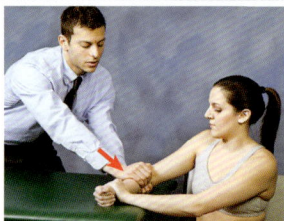

目的: 改善前臂旋后（近端桡尺关节）
技术: 将桡骨头向掌侧滑动
● 固定尺骨
注意: 为了改善前臂旋前，需要增加桡骨头向背侧的滑动（无图）

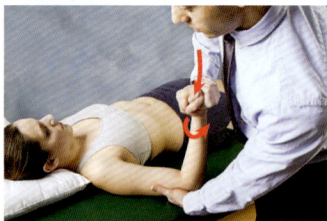

目的: 减少桡骨远端半脱位（肘关节被拉出）
技术: 挤压肱桡关节
● 治疗师的手放在患者肘下固定肱骨
● 患者和治疗师手掌相对，顶住彼此的鱼际部分
● 旋转前臂的同时，在桡骨长轴上施加一个快速的挤压力

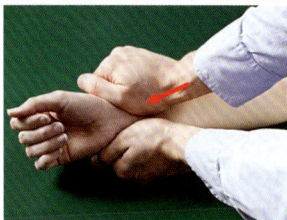

目的： 改善前臂旋后（远端桡尺关节）

技术： 向背侧滑动桡骨远端

● 固定尺骨

注意：为了改善前臂旋前，可以将桡骨远端向手掌侧滑动（无图）

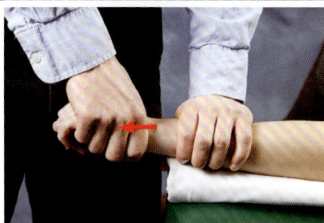

目的： 改善腕关节活动度

技术： 分离腕骨（长轴牵引）

● 固定尺骨、桡骨远端

　　注意：通常在腕关节屈曲、伸展、桡偏、尺偏的松动术中，如果是长轴牵引则手放置的位置是相同的，除非为了前臂放置舒适，分别向背侧、掌侧、尺侧、桡侧移动腕骨（如此表第一栏所示）。

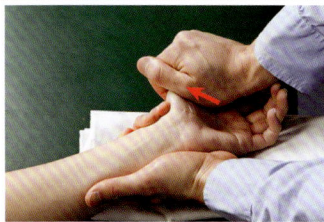

目的： 改善拇指桡侧外展（第一腕掌关节）

技术： 将第一掌骨向桡侧滑动

● 固定大多角骨

● 施加平行于手掌表面的力使关节滑动

注意：为了改善桡侧内收，在第一掌骨基底部施加向尺侧的滑动，抵住拇指后面进行松动（无图）

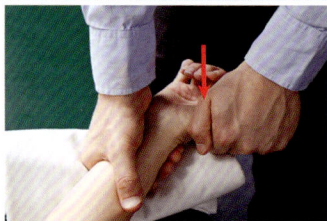

目的: 改善拇指外展（第一腕掌关节）

技术: 推第一掌骨向背侧滑动

- 固定大多角骨
- 垂直于手掌施加力

注意: 为了改善手掌的内收，在第一掌骨上施加向掌侧的滑动，将拇指放在指蹼间以提供掌侧滑动（无图）

内收技术: 掌指关节和指骨间关节（无图）

- 通常，固定远端掌骨或指骨末端
- 通常松动时会进行长轴牵引
- 将指骨近端向掌面滑动以增加屈曲，向手背面滑动以增加伸展，桡侧或尺骨滑动可以增加外展或内收（参见第 1 章）

动态关节松动

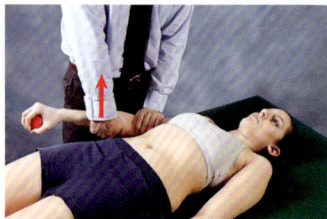

目的: 恢复近端桡尺关节活动轨迹，减轻肘部外侧髁的症状

技术:

- 侧向滑动前臂近端
- 患者腕伸肌收缩，挤压握在手里的球

牵伸

目的： 牵伸肘屈肌群（改善肘伸）

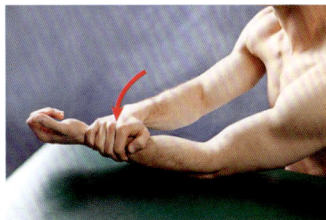

技术： 徒手自我牵伸
- 前臂放置在旋后位、中立位并做旋前动作，分别拉伸肱肌、肱桡肌和肱二头肌

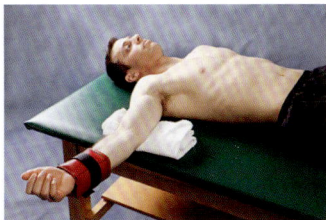

技术： 重量加在前臂远端，低负荷，长时间牵伸

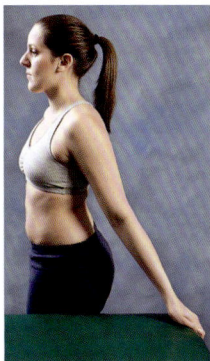

目的： 牵伸肱二头肌
技术： 抓住桌子边缘，向前走一步同时伸展肩和肘关节

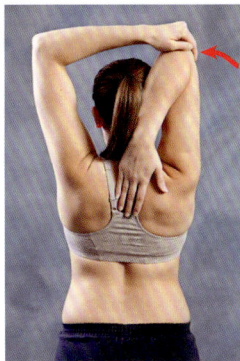

目的： 牵伸肱三头肌长头
技术： 肩关节位于屈曲范围末端
- 另一侧手牵拉肱骨远端，保持肘关节屈曲

禁忌证： 肱骨肌群创伤时不可牵伸肘屈肌，否则会增加异位骨化（骨化性肌炎）的风险

目的： 牵伸前臂旋前肌（改善旋后）

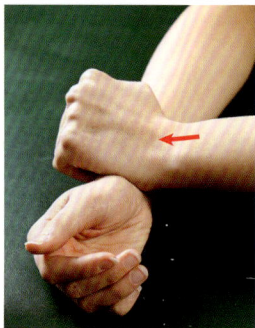

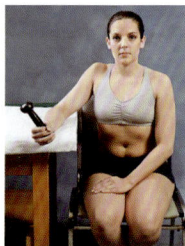

技术： 自我牵伸

- 作用于前臂桡骨远端

技术： 手持重物，小负荷，长时间牵伸

- 保持肘关节屈曲 90°
- 握住重物的一端
- 前臂处于旋前或旋后位

注意： 为了拉伸旋后肌群（改善旋前），前臂应该放置在旋前末端（无图）

禁忌证： 如果前臂骨折已经愈合，除非已确定是骨折畸形愈合而非软组织受限影响了关节 ROM，否则不要开始促进旋前和旋后的牵伸；不加选择的牵伸可能会造成关节活动度过大，导致额外的创伤和疼痛

骨性限制的终末感或不正常的前臂外形可能提示畸形愈合，通过 X 线检查可以确诊

目的： 牵伸内侧、外侧髁肌肉

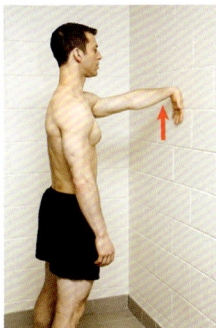

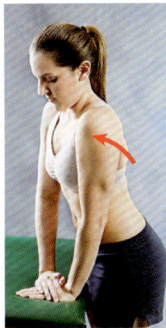

技术： 靠墙牵伸

- 手背侧在墙上滑动，保持肘伸直，这样可以改善腕屈，牵伸外侧髁肌肉

注意：手掌靠在墙上滑动（手指朝上），保持肘伸直，这样可以改善腕伸，牵伸内侧髁肌肉（无图）

技术： 桌面牵伸

- 将身体重心移到固定手上方，保持肘伸直以便增加腕伸，牵伸内侧髁肌肉

注意：保持手背贴在桌面上以增加腕屈，牵伸外侧髁肌肉（无图）

目的： 牵伸外侧髁肌肉

技术： 自我牵伸

- 向手背施加牵伸力，同时保持肘伸直。腕尺侧偏同时手指屈曲，可使牵伸更强烈

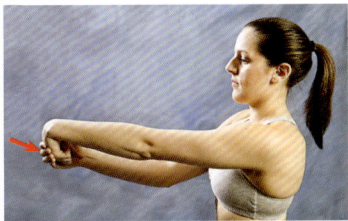

目的： 牵伸附着在肱骨内上髁的肌肉

技术： 自我牵伸

- 在手掌上施加牵伸力，同时保持肘伸直和前臂旋后
- 腕桡偏，手指伸展以使牵伸感更强烈

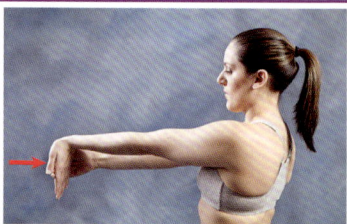

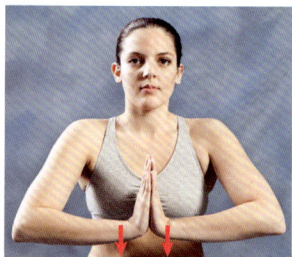

目的： 牵伸腕关节和指浅屈肌（改善腕关节和手指背伸）

技术： 两侧自我牵伸

- 双手合十，掌心相对，手向下沉，以增加牵伸感

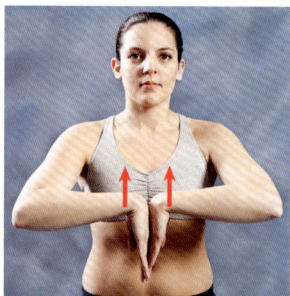

目的： 牵伸腕伸肌（改善腕屈）

技术： 两侧自我牵伸

- 手背相对；手向上提以增加牵伸感
- 将手指屈曲至满拳的位置，拉伸指伸肌（无图）

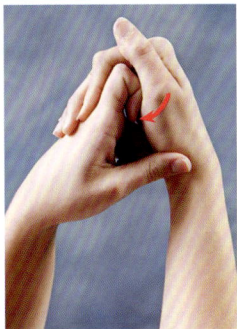

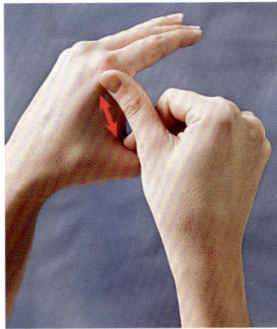

目的： 牵伸伸肌腱的腱帽（改善指骨间关节屈曲）

技术： 自我牵伸

- 固定掌指关节在伸展位
- 屈曲指骨间关节

目的： 牵伸鱼际内收肌群（改善拇指外展）

技术： 自我牵伸

- 在第一和第二掌骨远端施加牵伸力

肌腱滑行训练

目的：

- 指屈肌群肌腱的柔韧性（指浅屈肌和指深屈肌在腱鞘内及肌腱和骨间的活动）
- 提高对手指运动的控制

技术： 屈肌肌腱滑行

- 在5个手指姿势中变换：伸直手、勾拳、握拳、手对折、直拳
- 开始阶段手腕在中立位，进阶时手腕屈曲或伸展，做手指和手腕的复合运动

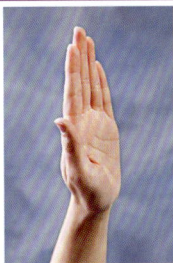

伸直手

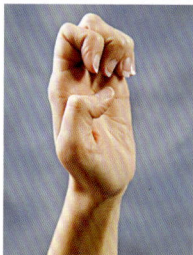

勾拳
- 在深层和浅层肌腱及肌腱和骨间做最大的滑行

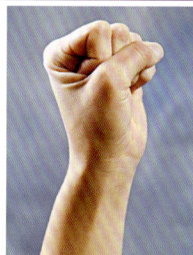

握拳
- 深层肌腱在腱鞘中和在浅层肌腱上做最大滑行

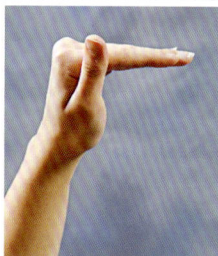

手对折（手内在肌发力位置）

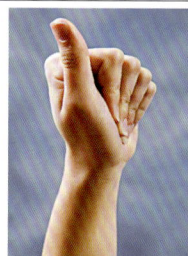

直拳
- 浅层肌腱在腱鞘中的骨间做最大滑行

目的： 鉴别指总伸肌腱的滑动
技术： 伸肌滑动
- 将受试手放在桌上，掌面向上
- 固定手指中的 3 根手指在桌面上，被动的屈曲未固定手指

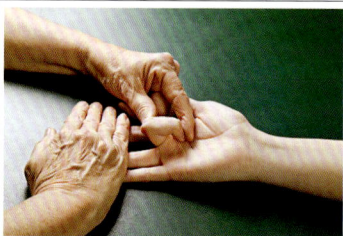

其他伸肌腱滑动技术:（无图）

从手放在桌面上开始，进阶到没有桌面提供支撑

- 在一根手指上被动屈曲掌指关节和指骨间关节，同时主动保持其他手指在伸直位上
- 保持手指张开并伸直，同时每根手指在其他手指保持伸直的情况下依次弯曲
- 屈曲中指和环指，同时保持示指和小指伸直［长角征（long-horn sign）］，利于小指伸肌和示指伸肌的独立控制

提高肌肉功能的运动
肘、前臂、腕非负重／开链运动

目的: 强化肘屈肌

方法: 改变前臂的位置达到强化每块肘屈肌的效果

- 前臂中立位: 强化肱桡肌（无图）
- 前臂旋后: 强化肱二头肌
- 前臂旋前: 强化肱肌
- 前臂旋后同时肘屈曲、肩伸展: 强化肱二头肌长头
- 强化肩伸展、肘屈曲的复合运动功能位的力量

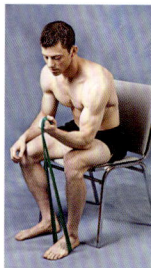

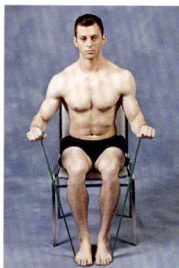

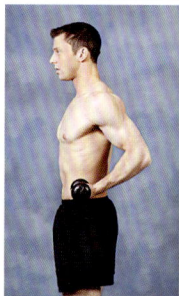

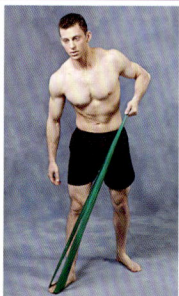

目的： 强化肘伸肌（肱三头肌）

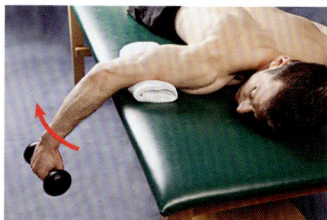

技术： 俯卧位

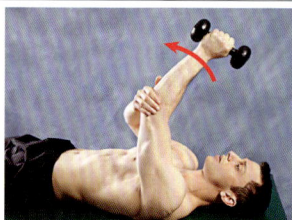

技术： 仰卧位肱三头肌长头牵伸

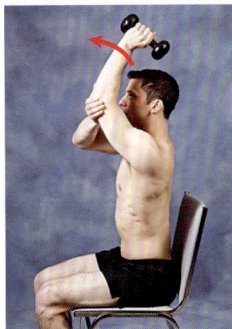

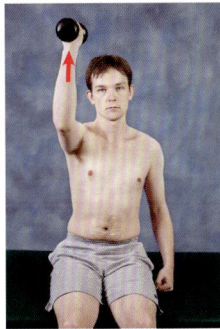

技术： 坐位

● 稳定肩在屈曲位，使肱二头肌长头
  处于牵伸位置

技术： 军事上举

● 屈肩向上伸手臂同时肘伸直

目的： 强化前臂旋前、旋后的力量

方法： 在最大旋转范围内做内旋、外旋

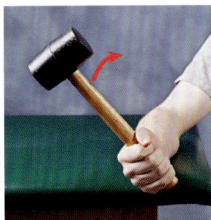

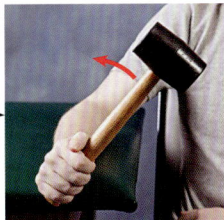

目的： 强化前臂旋后肌力量 **技术：** 利用弹力带进行双侧力量训练	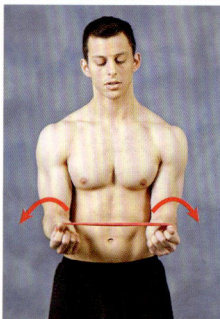
目的： 强化腕屈、伸肌的力量 **技术：** 手腕抗阻背伸 ● 前臂处于旋前位，腕伸肌抗阻收缩 ● 前臂处于旋后位，腕屈肌抗阻收缩 （无图）	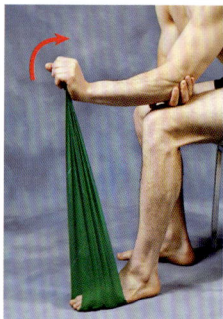

138

	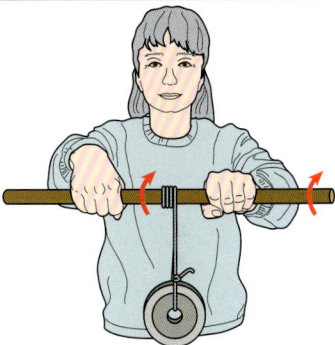
目的: 强化腕伸肌或腕屈肌 **技术:** 腕扭转 ● 将绳子系一重物在木棒上 ● 用手转动木棒时,前臂旋前,腕伸肌和指屈肌抗阻收缩 ● 通过前臂旋后腕屈肌抗阻收缩(无图) **注意:** 需要稳定肩带和肘部肌肉	
目的: 强化腕尺偏肌或桡偏肌 **技术:** ● 将重物置于前臂后方,尺偏肌抗阻收缩 ● 将重物置于前臂前方,桡偏肌抗阻收缩(无图)	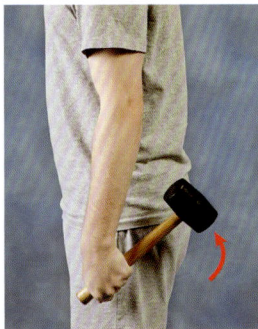

目的: 主动控制单个手指的运动

技术: 屈肌的肌腱分离运动训练

独立的屈曲掌指关节（蚓状肌和骨间掌侧肌） • 只屈曲掌指关节：每次一根手指 • 如果需要的话，用另一只手固定住手指	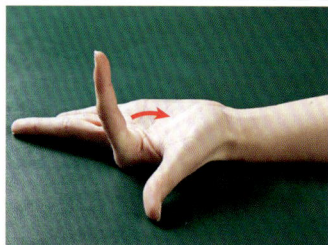
独立的近端指骨间关节屈曲（指浅屈肌） • 只屈曲近端指骨间关节，一次弯曲一根手指 • 用另一只手固定住近节指骨和其他手指	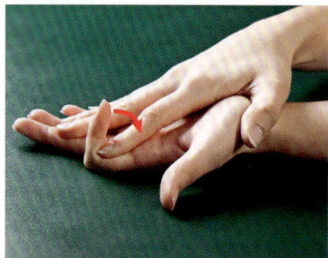
独立的远端指骨间关节屈曲（指深屈肌） • 只屈曲远端指骨间关节，一次弯曲一根手指 • 用另一只手固定住中节指骨和其他手指	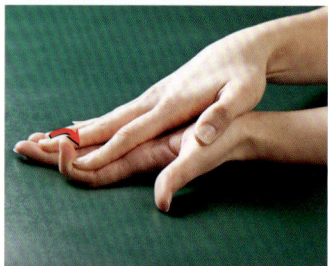

目的： 控制伸指（指总伸肌、示指伸肌、小指伸肌）

技术： 伸肌腱练习

- 单独伸展掌指关节［从握拳位到勾拳位（掌指关节伸展的同时屈曲指骨间关节）；在伸展掌指关节的同时可用手指卷住铅笔；起始位为腕关节中立位；然后可进阶至伸腕和屈腕位进行训练］（无图）

- 独立的近端指骨间关节和远端指骨间关节伸展［在屈曲时稳定掌指关节；然后进行指骨间关节的伸展（桌面姿势）；将手掌固定在桌面的边缘，同时将近端指骨间关节或远端指骨间关节超过桌子边缘部分屈曲，然后伸展关节；关节活动度内伸展指骨］（无图）

- 指骨间关节和活动末端伸展（固定整只手，手掌向下放在平面上，将指骨伸展至过伸位）

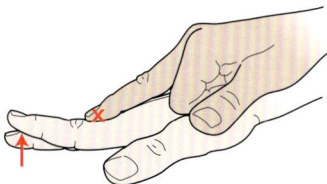

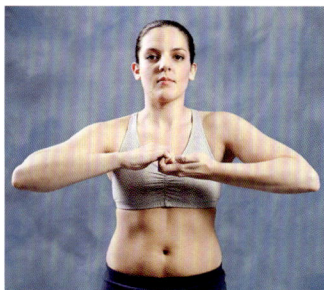

目的： 强化指屈肌（指深屈肌和指浅屈肌）

技术： 将两侧手指弯曲后互相勾住，向相反方向拉

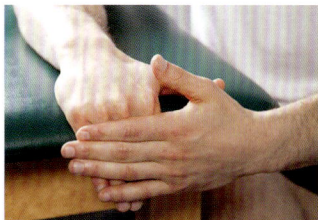

目的： 强化指伸肌

技术： 在保持手指伸直的同时掌指关节抗阻伸展

- 起始位为手指在桌子边缘外屈曲

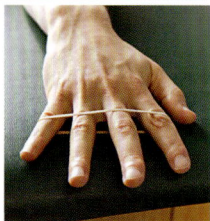

目的： 强化指展肌（骨间背侧肌）
技术： 手指抗弹力带外展

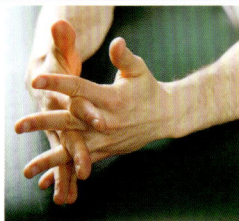

目的： 强化指收肌（骨间掌侧肌）
技术： 将相互交叉的手指夹紧

目的： 增强拇展肌
技术： 徒手抗阻

● 拇指指向天花板时对掌骨施加阻力
（垂直于手）

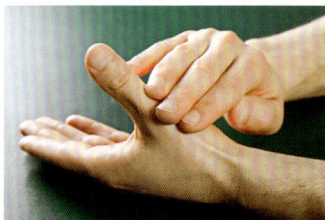

目的： 强化手固有肌（蚓状肌和骨间肌）

技术：

- 起始位为手指抵住另一侧手掌并弯曲
- 保持掌指关节处于屈曲位，抗阻伸展指骨间关节

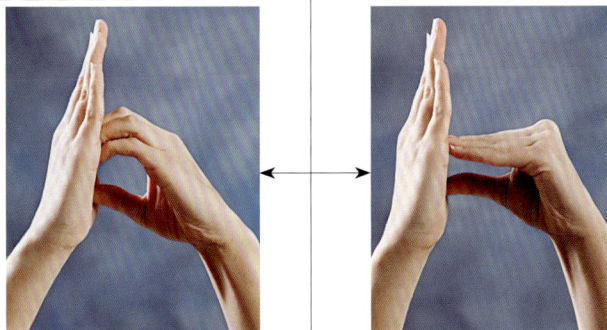

其他技术： 手的练习（无图）

- 揉皱毛巾或报纸；把揉皱的纸扔进纸篓里以发展协调性和技能
- 拿盘状重物（前臂旋前）时，手指分开，指尖握住盘状重物的边缘；保持住这个姿势，然后一次抬离一根手指以增加持物难度；用拇指和其他手指的指尖相对或指垫相对的方式捏住盘状重物的边缘；握紧重物进行等长收缩；将手掌放在桌面上，重物放置于手指背侧，然后伸展手指，尝试抬起重物
- 使用如胶泥、弹簧手部锻炼器、软球等抗阻训练设备
- 操作不同大小的物体、拧开和拧松螺母、画画、写字、打结、开合小瓶盖或盒子、用键盘打字

目的: 加强肘伸肌和肩关节稳定肌

技术: 俯卧撑,进阶手部负重

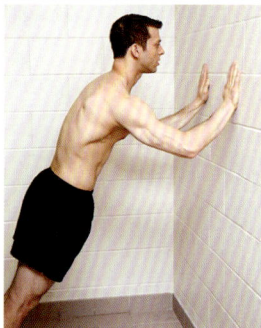

墙壁俯卧撑

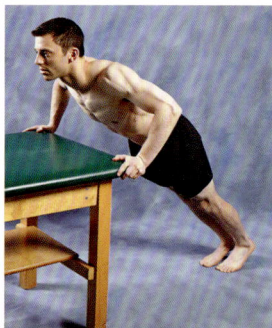

桌上俯卧撑

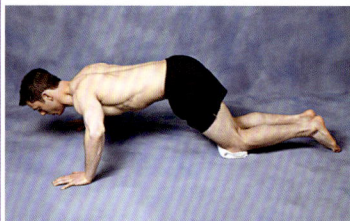

屈膝俯卧撑

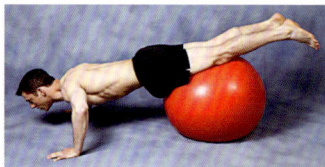

双腿置于大球上俯卧撑

目的: 强化肘伸肌和肩下降肌群 技术: 扶手椅上推	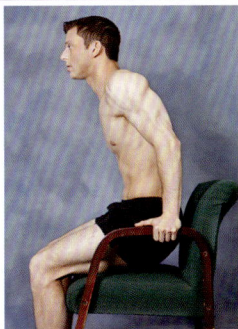
目的: 强化肘屈肌、肩伸肌、肩胛骨 　　　后缩肌、躯干屈肌 技术: 仰卧位引体向上 ● 以臀部为支点,将身体拉离地面 其他技术:(无图) ● 仰卧位引体向上:以足踝为支点, 　将身体拉离地面 ● 站立位引体向上:将整个身体向 　上拉	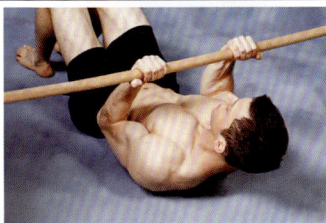

目的： 通过功能性活动加强上肢肌肉

技术： 任务导向式训练

- 推开门
- 将人体力学融入各种推拉动作中，以及抬举活动中（无图）

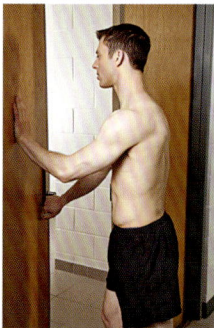

肘关节炎：非手术治疗
最大保护期

患者表现	干预措施
• 关节肿胀 • 肘活动及休息时出现疼痛 • 肌卫现象 • ROM 下降同时关节附属运动下降 • 功能性活动能力受限（推、拉、够物、转动门把手或钥匙、拧毛巾，从椅子上撑起来，把手放置于头上或嘴上，以及提起或搬运物体） 注意事项：创伤后的急性体征／症状，包括旋前、旋后受限，可能预示骨折或桡骨半脱位／脱位	• 休息和关节保护（使用悬吊带或肘部／前臂矫形器；减少尺神经的压迫，将肘置于20°~30°屈曲位，以及在肘管周围垫矫形器） • 冷疗 • 活动矫正；使用辅助设备（如助臂夹） • 肱尺和肱桡关节Ⅰ或Ⅱ级的关节分离或振荡技术 • PROM 至 A-AROM 训练：肘和前臂无痛范围内的活动 • 亚极量、多角度等长收缩：肘和腕屈／伸肌，前臂旋前／旋后肌 • AROM 训练：肩、腕、手

患者表现	干预措施
• 关节肿胀减退或消失 • 关节囊模式：关节附属运动下降和肘关节 ROM 受限（相较于伸展，肘屈曲受限更多） • 旋前 / 旋后受限伴坚硬的终末感 • 疼痛出现在关节活动末端（亚急性期）或末端范围内受到外界压力时（慢性期） • 肌肉力量和耐力下降 • 肘 / 前臂肌肉的失用性萎缩 • 功能性活动受限	• 给受限的关节进行 III 级关节松动术［肱尺、肱桡和（或）近端桡尺关节］（最初处于休息位，之后于关节活动终末位） • 动态松动以提高肱尺关节活动能力（近端尺骨外侧滑动并主动肘屈曲或伸展） • 柔和至更有力的肌肉伸长技术（收缩放松技术）以及自我牵伸 注意事项：避免用力牵伸肘屈肌，以降低骨化性肌炎的发生风险 • 机械牵伸或使用动态肘部矫形器，用于低强度长时间的牵伸，以避免关节挛缩 • R-ROM 训练：肘部、前臂、肩、腕和手的进阶抗阻训练 • 闭链运动：渐进式俯卧撑和引体向上 • 上肢功率自行车训练 • 逐渐推进 ADL 和 IADL 注意事项：降低关节炎对关节的长期影响；调整活动以保护关节

第4章 肘/腕/手

肘关节"推"导致的损伤的相关管理

- 患者表现
  - 近端肱桡关节的疼痛与摔倒时手的过度伸展有关
  - 常伴有桡骨远端骨折、柯勒斯（Colles）骨折、舟骨骨折
  - 近端肱桡关节间隙减小（桡骨头被推向近端）
  - 受限的被动和主动肘屈／伸及前臂旋前和腕屈曲活动
- 干预措施
  - 如果处于急性（无骨折）期，对远端桡骨进行长轴牵引
  - 如果处于慢性期，对桡骨进行持续的Ⅲ级分离手法
  - AROM 训练：肘、前臂、手腕

肘关节"拉"导致的损伤的相关管理

- 患者表现
  - 由于处于屈腕伸肘位时施加于手上的突然、有力的拉力导致的腕和（或）肘近端外侧的疼痛
  - 由于疼痛患侧受限或无功能
  - 近端肱桡关节间隙增加
  - 在尝试前臂旋后时受限或处于保护状态
  - 休息时，前臂保持在旋后和腕屈曲位
- 干预措施
  - 近端肱桡关节的快速手法（肱桡关节挤压）
  - AROM 训练：前臂和腕

全肘关节置换：术后管理
最大保护期（0~4 或 6 周）

患者表现	干预措施
• 术后肘部疼痛和炎症 • 为了保护手术切口及重建后的软组织而采取肘部制动 • 肌卫现象 • 肘部及前臂 ROM 受限 • 可能出现肩、肘和前臂肌肉组织萎缩 • 手术侧上肢功能性活动受限	• 术后几天持续使用较大的敷料或肘下悬吊带进行固定，此后在训练间隙和夜间使用轻度加压敷料并穿戴有衬垫保护的可拆卸式肘和前臂矫形器（矫形器帮助前臂处于中立位，同时肘关节处于接近全伸位或适度的屈曲位） • 在肘关节区域采取冷疗并周期性抬高手术侧上肢 • 患者教育：家庭训练计划和早期术后注意事项 • A-AROM（主动辅助）：肘关节和前臂可在联合全肘关节置换术后 2~3 天；在非联合全肘关节置换术后 1 周开始训练（进阶至肘关节耐受范围内的主动活动） • 肩、腕和手的 AROM 训练 • 肩关节肌肉的亚极量等长收缩 • 在术后 2 周或之后进行手部轻负荷功能性活动

中度保护期 / 运动控制期（4/6~12 周）

患者表现	干预措施
• 切口部位愈合达到预期 • 肘关节 AROM 相对无痛但仍受限	• 如果肘关节稳定，在日间可不使用支具 • 肘部和前臂肌肉在第 5 周时进行多角度等长收缩并抵抗亚极量阻力

患者表现	干预措施
• 肘部和前臂肌力和肌耐力受损 • 中度受限的功能性活动	• 如果肘关节较稳定可在第 8 周进行低负荷（1 磅或更少）R-ROM 训练 • 肩部肌肉 R-ROM/ 进阶抗阻训练（注意事项：在肘关节近端施加阻力） • 闭链练习部分负重姿势（如站立位的推墙俯卧撑） • 为增加肘关节屈曲 / 伸展进行低强度、长时间的牵伸（自我牵伸、收缩放松或使用动态矫形器） • 轻负荷 ADL 或 IADL，抬举重量应小于 1 磅

最小保护至无保护期 / 功能恢复期（12 周以上）

患者表现	干预措施
• 切口部分恢复良好 • 有进步但仍然受限的肘部及前臂关节活动 • 受限的肘部和前臂力量及耐力，肩部肌肉也可能存在力量不足 • 仍存在的功能性活动限制	• 继续肘部及前臂的动态强化训练（进阶抗阻训练），抗阻 1~2 磅的负荷 • 继续闭链练习，逐渐增加负荷 • 继续自我牵伸以达到功能性 ROM • 在 3~4 个月时进行中等负荷的活动，肘关节重复抬举负荷终生限制为小于 5 磅

注：1 磅 ≈ 0.45kg。

肘关节置换术：术后注意事项
ROM 训练

■ 仅在手术中达到的 ROM 内进行训练
■ 在术后前 3~4 周降低被修复的肱三头肌的压力
  ■ A-AROM 及 AROM：限制肘部屈曲至 90°
  ■ 肘部屈 / 伸：起始于坐位或站立位，避免抗重力位肘部伸展

- 在肘部屈曲/伸展时保持手臂靠近身体的一侧
- 首先，强调末端伸展而不是末端屈曲，以减少对修复后的肘关节外（桡）侧韧带的应力，以及保护后关节囊和手术入路的三头肌切入点
- 如果有尺神经受压的症状，避免肘关节伸展或长时间处于肘关节屈曲活动末端的姿势
- 如果在非联合全肘关节置换术后存在肘部稳定问题：
  - 在佩戴动态矫形器时进行肘 ROM 训练
  - 在术后前 4 周，限制肘关节完全伸展及前臂旋转（尤其是过中立位的旋后），以避免被修复的桡侧副韧带的过度负荷
    - 对于非联合全肘关节置换术，引起关节不稳最大的风险姿势为肘伸展 40°~50°

力量训练

- 如果采用肱三头肌肘关节后侧扩大入路，肘关节伸展抗阻训练延期至术后 6 周（或至多 12 周）
- 如果强化肩部肌肉组织，在肘关节近端施加阻力，以减少肘关节受到的压力
- 肘关节置换术后不能进行中等或高负荷抗阻训练 [重复性抬举负荷上限终身不大于 5 磅（约 2.25kg）]

功能性活动

- 在 6 周内手术侧手臂避免推、拉或者提重物
- 如果肱三头肌被分离及修复，至少 6 周内要避免推的动作，包括推动轮椅，以及用手支撑身体从椅子上站起和使用手杖、助行器或拐杖（除非有前臂平台设计）
- 在非联合全肘关节置换术后，在日常任务中不要伸展肘关节来举起物体，以避免剪切力穿过被修复的桡侧副韧带，以降低出现后桡侧不稳定的风险
- 前 3 个月内重复举物负荷上限为 1 磅（约 0.45kg），3~6 个月提高至 2 磅（约 0.9kg），之后不超过 5 磅（约 2.25kg）
- 永远不要一次举起 10~15 磅或更重的重物
- 不参加肘关节高负荷或冲击的娱乐活动，如高尔夫球、网球或壁球

患者表现	干预措施
• 在进行功能性活动时出现肘关节桡侧疼痛（举起或握紧物体、握手、转动门把手、写字或打字）；如果症状严重的话休息时也会有疼痛 • 触痛点在肱骨外侧髁上的中点（最常发生在短伸肌的近端肌腱附着处） • 疼痛会在腕伸抗阻、桡偏、前臂旋后及肘伸展位伸中指时症状加重 • 在伸肘及前臂旋前时全被动屈曲腕关节和手指出现疼痛 • 肌肉力量和耐力下降：肩关节和肩胛骨活动末端无力 • 脊柱下颈段、上胸段灵活性下降 • 因疼痛导致握力下降 • ROM：伸肘可能轻度受限	• 休息、睡眠时采取腕伸位或使用可以托住手的矫形器 • 冷疗，帮助管理疼痛 • 在必要的重复性活动中使用加压抗力矫形器来减缓疼痛（非关节型的前臂矫形器） • 暂时停止或矫正加重疼痛的活动 • 患者教育包括近端短伸肌腱的横向摩擦按摩 • A-AROM 或 AROM 训练：进行腕、指、前臂和肘关节活动训练 • 亚极量、无痛的等长收缩：腕伸肌、桡偏肌和旋后肌 • 对腕伸肌进行温柔、无痛的被动牵伸，保持 20~30 秒 • 肩关节和肩胛骨稳定性训练，在肘上方施加阻力

■ 患者表现
  ■ 休息时肘关节桡侧疼痛缓解
  ■ 肘关节在进行主动和阻抗腕关节活动及重复性功能性活动时疼痛减轻
  ■ 被动腕屈和尺偏轻微受限
  ■ 与非受累侧相比，肘、前臂和腕部肌肉组织力量和耐力下降
  ■ 握力持续降低
■ 干预措施：中度保护期 / 运动控制期
  ■ 改善肌肉柔韧性
    ● 继续在近端短伸肌腱上施加横向摩擦按摩
    ● 徒手牵伸：原动肌收缩及收缩放松技术
    ● 自我牵伸
  ■ 改变或限制加重疼痛的活动
    ● 用双上肢举起物体，保持前臂旋后（手掌向上）
    ● 减轻提起物体的重量
    ● 在进行键盘工作时给予前臂持续的支持
    ● 使用加压抗力矫形器或约束带来改善无痛活动范围的握力
  ■ 无痛等长收缩的进阶：腕伸肌等长收缩抗阻，紧接着在无痛活动范围内被动屈腕
    ● 将腕伸肌处于短缩位，由肘关节屈曲 90° 且前臂旋后位开始进行等长收缩
    ● 进阶为腕伸肌处于延展位，以及增加肘关节伸展范围后进行等长收缩
  ■ 包括亚极量等长收缩：腕屈肌、前臂旋前肌 / 旋后肌
  ■ 动态关节松动来恢复近端桡尺关节的活动范围
    ● 施加前臂近端外侧滑动合并反复的抗阻伸腕，同时挤捏球以训练腕伸肌
    ● 自我松动：利用门框将前臂稳定在旋后位，同时挤捏球

- 自我牵伸：牵伸腕伸肌（增加腕关节屈曲活动范围），保持肘关节伸展位，前臂旋前，腕关节轻微尺偏，同时手指屈曲
- 继续 AROM 训练：前臂、腕和手在无痛范围内活动
- 抗阻关节活动 / 进阶抗阻活动（如果无痛）：肘、前臂、腕部肌肉（轻微的弹性阻力至徒手阻力）
  - 加强腕伸肌和前臂旋后肌的向心 / 离心收缩力量
  - 如果可使用等速动力计进行训练则仅离心收缩
- 进阶抗阻活动注意事项：
  - 只有在主动运动中没有疼痛并持续 1~2 周后才可开始运动
  - 在做腕部练习时给予前臂支撑
  - 在最开始进行腕伸肌强化时不要抓握弹力带
- 低强度的抓握强化训练
- 针对肩、下肢和躯干进行一般性体能训练
- 干预措施：少量保护至无保护期 / 功能恢复期
- 进阶力量训练并进行功能性活动
- 按需要修正动作以符合人体工程学（前臂置于键盘上呈休息位，使用手柄直径更大的网球拍或手部工具，改善球拍类运动的运动技巧或发球技巧）
- 在重复性活动中，将反作用力束缚带或反作用力袖套置于肱骨外上髁的远端上
- 快速伸缩负荷训练（参见第 8 章）
  - 扔和接重的球
  - 用短柄球拍拍球→用长柄球拍拍球
- 模拟动作→功能性或体脊活动
  - 以慢速开始运动控制训练，然后逐步提高速度

肘关节尺侧肌腱病变（高尔夫肘）：非手术治疗
最大保护期

患者表现	干预措施
• 功能性活动时肘关节尺侧疼痛（打高尔夫、甩鱼竿、反复投掷或抓握）；严重时休息时有疼痛 • 触痛点在内侧髁稍远端及前方，在腕屈肌的近端止点（一般在桡侧腕屈肌）以及旋前圆肌的肱骨止点上 • 疼痛在伸肘同时阻抗腕屈、桡偏和前臂旋前时加重 • 疼痛在被动伸腕末端及前臂旋后时加重 • 被疼痛限制而握力降低 • ROM：肘伸可能会轻微受限	• 休息，晚上使用静态、休息位的手腕矫正器 • 暂时停止或修改引起疼痛的动作 • 患者教育和交叉纤维按摩的家庭作业 • 主动辅助关节活动至主动关节活动训练：腕、前臂和肘在无痛范围内活动 • 亚极量，无痛等长收缩：腕屈肌和前臂旋前肌 • 主动关节活动训练：肩和手指（腕处于中立位） • 温和、无痛地被动牵伸腕屈肌，保持 20~30 秒 • 肩关节和肩胛骨稳定性训练，在肘上方施以阻力

中度保护期 / 运动控制期和最小保护至无保护期 / 功能恢复期

■ 患者表现
  ■ 休息时肘关节尺侧无痛
  ■ 在主动、腕抗阻运动及功能性活动时，会有轻度疼痛；在进行需要重复的屈腕活动时可能会复发轻度疼痛 / 酸痛
  ■ 被动腕伸和前臂旋后有轻度限制
  ■ 肘、前臂和腕部肌肉组织的力量和耐力有所改善，但仍然处于降低状态
  ■ 握力有所改善，但仍处于降低状态

■ 干预措施：中度保护期 / 运动控制期
  ■ 在腕屈肌、前臂旋前肌近端止点进行交叉纤维按摩
  ■ 改变或持续避免引起疼痛的活动（减少重复活动次数或减少物体的重量）
  ■ 进阶到亚极量、无痛的腕屈肌等长收缩，接下来进行无痛范围内的被动腕伸
    ● 在腕屈肌短缩位开始练习等长收缩，保持肘关节屈曲至 90° 并前臂旋前
    ● 进阶为腕屈肌处于延展位以及增加肘关节伸展范围后进行等长收缩
  ■ 亚极量等长收缩：腕伸肌、前臂旋前肌 / 旋后肌
  ■ 自我牵伸：腕屈肌和前臂旋前肌（改善腕伸和前臂旋后），保持肘关节伸展
  ■ 继续在无痛范围内进行 AROM 训练：肘、前臂、腕和手
  ■ 低强度无痛的 R-ROM/ 进阶抗阻训练：肘、前臂、腕（低强度的弹性阻力，逐渐至低重量重物）
    ● 注重强化腕屈肌和前臂旋前肌的向心收缩 / 离心收缩
    ● 如果可以的话使用等速运动设备来集中强化离心运动
  ■ 进阶抗阻训练的注意事项：
    ● 只有在主动运动中没有疼痛并持续 1~2 周后才可开始运动
    ● 首先在无抓握动作下强化腕屈肌力量
  ■ 低强度的抓握力量训练
  ■ 针对肩、下肢和躯干进行一般性体能训练
■ 干预措施：少量保护至无保护期 / 功能恢复期
  ■ 进阶抗阻训练整合功能性活动
  ■ 模拟动作至独立的职业或体育活动
    ● 以慢速开始动作控制训练，逐渐增速
  ■ 在重复的活动中，将加压反作用力束缚带放置于肱骨内上髁远端
  ■ 人体工程学改进：改善职业工作过程中的受力机制，提高高尔夫挥杆或投掷 / 投球技术
  ■ 快速伸缩负荷训练（参见第 8 章）
    ● 抛接重球
    ● 先用短柄球拍进行网球训练，进阶到用长柄球拍

目的：在最低限度疼痛、关节压力及能量消耗下完成日常活动。这些原则大多数适用于任何关节炎，但对受风湿性关节炎影响的手尤其重要。风湿性关节炎典型畸形包括：腕关节桡偏伴腕伸展，掌指关节尺偏同时掌侧半脱位，以及鹅颈和纽扣样畸形。

- 注意疼痛
  - 监测活动，当开始出现疲劳或不适时停止
  - 调整或停止在活动后导致疼痛超过 1 小时的任何练习
- 维持 ROM 和力量
  - 将训练整合入 ADL 中
  - 监测手内在肌的延展性，如果较为紧张，则开始牵伸
    - 导致天鹅颈样畸形的原因是紧张的骨间肌牵拉伸肌腱，从而导致近端指骨间关节过伸
  - 通过肌腱滑动练习来保持外部肌腱的活动性
  - 强化掌指关节的桡偏来消除在许多功能性活动中手指向尺侧移动的影响
  - 在强化鱼际肌时，拇指对向小指时应对第一掌骨施加阻力，而不是施力于拇指的远端指骨
- 平衡活动水平和休息
  - 在风湿性关节炎急性期，需要比平时更多的休息
  - 不要长时间保持同一个姿势
  - 为了节约能量，以最省力的方式活动；给活动排出优先级并先做最重要的事
- 尽可能使用更强壮、更大的关节
  - 例如，与用一只手拿东西相比，将物品放入肩包内或放于前臂上或用两只手拿更好
- 避免高冲击性和需要强有力抓握的活动
- 改变用手习惯以保护畸形部位
  - 用非优势手或辅助设备打开罐子
  - 切食物时，将刀刃端从手掌尺侧伸出

第4章 肘 腕 手

- 用勺子从手掌尺侧搅拌食物
- 给餐具安装把手
- 避免手指扭转或扭曲动作
  - 将水挤出毛巾时双手掌心相对

腕关节成形术：术后注意事项

- 在身体转移过程中，使用辅助设备移动，或在其他 ADL 中避免手术侧负重
  - 由于下肢关节受累需要步行辅助器，使用能给予前臂支撑的拐杖或步行器
- 避免给腕关节造成超过 10 磅（约 4.5kg）负荷的功能性活动
- 在功能性活动中佩戴腕矫形器来给予额外的保护
- 永远不要进行高冲击性的作业或娱乐活动（如重负荷劳动或球拍类运动）

手部类风湿关节炎的伸肌腱手术后注意事项

- 当开始掌指关节伸展时，不要从掌指关节最大屈曲范围开始，以避免术后伸肌腱的过度牵拉
- 如果主动伸展不足，推迟牵伸以改善掌指关节屈曲
- 避免将手指弯曲或拇指桡侧外展和内收与腕屈曲同时出现的活动或姿势，因为这会对重建或转移的伸肌腱造成极大的压力
- 如果患者必须使用手来进行转移活动，避免在手背侧负重
- 避免剧烈的抓握活动，以避免拉伸过度或撕裂重建或转移的伸肌腱

矫正纽扣畸形：术后训练及注意事项

- 训练指南
  - 在术后早期阶段，只在训练及给予伤口护理时除去矫形器
  - 在术后 3~6 周，通过使用矫形器或训练尽可能最大限度保持近端指骨间关节的伸展
  - 在 ROM 训练中强调近端指骨间关节的伸展和远端指骨间关节的屈曲
  - 早期开始在保持近端指骨间关节伸展状态下进行远端指骨间关节的屈曲练习，来保持斜行支持韧带（oblique retinacular ligament）的长度
  - 在术后 10~14 天开始主动或辅助近端指骨间关节屈曲 / 伸展练习
    - 在近端指骨间关节活动时稳定掌指关节在中立位（在书或桌子的边缘）
- 注意事项
  - 避免远端指骨间关节的过伸
  - 因为修正纽扣畸形需要中央腱分离手术入路以及伸肌的修复，在术后 6~8 周或最多到 12 周避免近端指骨间关节的抗阻训练和伸肌牵伸

天鹅颈样畸形的矫正：术后训练和注意事项

- 训练指南
  - 通过佩戴静态指节矫形器保持近端指骨间关节 20°~30° 的屈曲和远端指骨间关节处于全伸位
  - 在术后几天内开始近端指骨间关节和远端指骨间关节的 AROM 训练
  - 在进行远端指骨间关节伸展练习时保持近端指骨间关节稳定在轻微屈曲位
  - 在进行近端指骨间关节 ROM 训练时稳定远端指骨间关节在中立位
  - 加强近端指骨间关节屈曲和远端指骨间关节伸展
- 注意事项
  - 在练习时限制近端指骨间关节伸展到屈曲 10° 位置，以避免过度牵拉掌侧关节囊

■ 避免远端指骨间关节过度屈曲

拇指腕掌关节成形术：术后注意事项

■ 开始时避免拇指全腕掌桡侧内收（将拇指滑过手掌到达小指近端）
   ■ 以避免对关节囊背侧（手术入路位置）和重建的韧带施加过大压力
■ 在尝试用拇指接触小指近端之前，要确定拇指可与其他手指指尖完成对指动作
■ 牵伸拇指掌骨改善腕掌关节掌侧外展，避免牵伸指骨以防止掌指关节的过伸或破坏其稳定性
   ■ 施加抗阻训练时要遵循同样的注意事项
■ 至少术后 3 个月内避免用力挤捏或抓握动作
■ 调整 ADL 以避免举起重物
   ■ 如果偶尔需要举起重物，应佩戴保护性矫形器

腕部和手反复性创伤综合征

　　由于长时间的重复运动或风湿性关节炎的影响会导致累积性或反复性创伤。由此引起的炎症可影响肌肉、肌腱、滑膜鞘和前臂、腕和手的神经。常见的诊断包括桡骨茎突狭窄性腱鞘炎（De Quervain病）、肌腱炎和腕管综合征。

■ 肌腱炎症：患者表现
   ■ 当相关肌肉收缩或腕或手指运动导致通过腱鞘的肌腱滑动时出现疼痛时
   ■ 温热和触痛
   ■ 风湿性关节炎：受影响腱鞘滑膜增生和肿胀
   ■ 肘部或肩带稳定肌群肌肉长度 / 力量和耐力失衡，导致腕或手过度负重和出现代偿运动
   ■ 在进行激惹活动时会疼痛加重；可能会影响抓握或反复性手部活动
■ 干预措施
   ■ 制动：使用矫形器制动相关关节，使受累肌腱得到休息

- 控制炎症：冰敷、电离子透入疗法或超声透入疗法
- 调整日常活动：尽量减少或避免引起症状的活动（重复的手腕或手指动作，或持续抓握）直到症状缓解
- 软组织松动技术或运动训练技术
  - 在肌腱处于延展位时施加横向纤维按摩
  - 在无痛姿势下进行多角度等长收缩练习
  - 无痛的关节活动
  - 肌腱滑动练习
- 当急性症状缓解时
  - 增加推拿强度，继续肌腱滑动练习
  - 进阶到受累肌腱单元的动态强化，以及稳定肘和肩关节的肌肉组织
  - 逐步恢复功能性活动，根据人体工程学原理调节易激惹活动的运动模式，防止症状复发

腕管综合征：非手术治疗
患者表现

- 感觉损伤
  - 夜间手和（或）腕部以及重复或持续使用手部时出现桡侧疼痛
  - 在夜间或做激惹活动可引起手的麻木或刺痛（正中神经分布区）
  - 手掌感觉正常
  - 拇指和示指两点辨识觉减退或丧失
  - 蒂内尔（Tinel）征阳性（腕部正中神经叩诊）
- 运动功能受损
  - 重复或持续性的腕部运动或维持姿势的能力受损（打字、精细的工具操作、使用剪刀、握笔）

- ■ 手掌鱼际肌和第二、第三蚓状肌渐进性的肌力减弱和萎缩
- ■ 手指敏捷性活动障碍（掌对掌、指尖对指尖、指尖对掌），操作细小物品的能力降低
■ 拇收肌和拇展肌及示指、中指延展性降低
■ 腕关节、拇指掌指关节和示指、中指关节 ROM 下降
■ 错误的头前倾姿势和颈椎 ROM 受限

干预措施

■ 制动
  - ■ 在夜间及进行激惹活动时使用矫形器；腕关节摆放在中立位至轻度背伸（<15°）位之间；掌指关节和指骨间关节活动无受限
■ 控制肿胀：冰敷腕关节区域，以及定期抬高手部
■ 活动调节及患者教育
  - ■ 避免或者尽可能减少引起激惹症状的活动（重复腕关节运动，包括持续腕关节屈曲或长时间使用震动机器）
  - ■ 完成功能性活动期间保持腕关节中立位
  - ■ 避免做用力或持续的挤捏或抓握动作
  - ■ 定期检查感觉障碍处的皮肤
■ 运动疗法和关节松动技术
  - ■ 关节松动：如果关节活动受限，松动腕关节和手部关节
  - ■ 正中神经松动（神经滑动技术）
  - ■ 肌腱滑动练习（拇长屈肌、指浅屈肌和指浅屈肌腱的活动）
  - ■ 亚极量（非激惹性）、多角度等长收缩：腕和手部肌肉
  - ■ 速度、耐力、精细的手指协调性和灵敏性训练（非激惹性）
  - ■ 仅在等长运动不再激惹出症状，且患者耐受所有正中神经滑动松动体位后方可增加进阶的动态力量和耐力训练
    - ● 注意事项：如果腕部存在明显的腱鞘炎，则不要施加动态力量训练
■ 逐渐恢复功能活动
  - ■ 人体工程学改进，防止症状复发

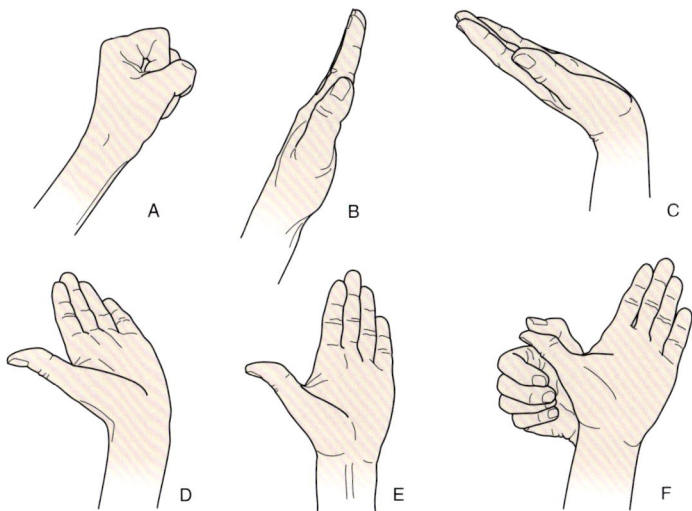

A　　　B　　　C

D　　　E　　　F

　　正中神经滑行训练，由动作 A 开始；按 A 至 F 的顺序进阶，如果正中神经症状（刺痛）出现则停止；维持每个动作 30 秒且无症状恶化；交替训练这个动作及之前的动作。

腕管综合征：术后处理
干预措施：最大保护期（0~2 周）

- 制动和水肿控制
  - 在术后几天到 1 周内持续应用大量辅料或矫形器，在治疗时去除矫形器
  - 尽可能抬高手部
- 患者教育
  - 告知愈合时间进程、运动预防措施、伤口护理
  - 训练及保护性矫形器使用的宣教
- 相关区域的训练
  - AROM：肩、肘、前臂（全关节活动度）

- 主动肌腱滑动练习，防止粘连形成

    注意事项：术后 2 周内避免主动腕屈曲和伸展

中度保护期 / 运动控制期和最小保护至无保护期 / 功能恢复期（2~6 周）

- ROM 训练
    - ROM：腕伸、桡偏、尺偏和手指练习（手腕在中立位或轻微伸展位）
    - 主动腕屈（手指放松）：术后 3~4 周开始
    - 在术后 3~5 周后开始进行联合运动（腕伸或腕屈合并前臂旋前或旋后及肘部伸展）
- 强化肌力及功能
    - 约术后 4 周时进行亚极量、多角度腕部等张收缩
    - 灵活性训练：只要运动恢复允许（拾起小物体、捕捉模式活动、写字）就开始
    - 手腕和手的动态力量训练大约在术后 4 周开始
        - 从第 6 周开始利用治疗性橡皮泥进行捏 / 抓握轻度训练
        - 使用轻阻力弹力带或轻重量进阶抗阻训练（1/2 磅，约 0.25kg）

        注意事项：在 4~6 周内避免在腕屈时进行有力的抓握练习
- 牵伸和松动
    - 神经松动和肌腱滑动技术：症状允许时逐步进阶
    - 需要的话进行腕和手关节的关节松动
    - 需要的话进行腕和手的自我牵伸练习（低强度）
        - 开始时分别牵伸腕屈肌和手指屈肌
- 瘢痕组织松动
    - 当切口部分充分愈合时在手掌筋膜处进行瘢痕软组织松动（尤其是在鱼际处）
    - 教患者进行自我瘢痕和手掌筋膜松动
- 感觉刺激和脱敏技术
    - 采用轻至逐步加深的接触和压力；在腕和手部高敏感区域应用不同的材质，进阶使用更多激惹性材质
    - 认知重建技术：以抚摸→持续接触→区分放置在手里不同大小 / 形状的熟悉物体的顺序进阶

- 有关神经恢复进程及相关症状的患者宣教
  - 感觉缺乏→超敏反应→疼痛
  - 症状一般在 6 个月后消退
- 功能性活动：根据症状的缓解程度，在 6~12 周内通过对活动进行人体工程学调节以恢复完全活动
  - 在进行重复性工作或繁重劳动时，建议长期使用中立位腕部矫形器

复杂性局部疼痛综合征
分类及临床特征

- 复杂性局部疼痛综合征 I 型
  - 在非神经源性损伤后发生
  - 自发性疼痛或异位性疼痛 / 痛觉过敏
  - 水肿、血管异常
  - 泌汗神经活动异常
  - 血管舒缩失调→皮肤温度及其他营养失调
  - 由缺乏活动和疼痛导致的运动功能受损
- 复杂性局部疼痛综合征 II 型（特征区分类型 I）
  - 神经损伤后发生
  - 症状和体征不限于神经损伤区域
  - 可能存在运动功能受损
  - 水肿、血管异常
  - 血管舒缩失调→皮肤温度及其他营养失调
  - 泌汗神经活动异常
- 复杂性局部疼痛综合征（未另作详细说明）
  - 具体的伤害或损伤尚未确定
- 复杂性局部疼痛综合征的其他特征
  - 肢体远端体征 / 症状更明显
  - 体征 / 症状变化表现为急剧恶化及向肢体近端传播
  - 与引发损伤的事件不相称的症状
  - 症状随时间而不同
  - 排除了特定的诊断，如糖尿病或纤维肌痛症

复杂性局部疼痛综合征 I 型分期

- 急性期
  - 一般持续 3 周 ~6 个月
  - 症状一般为周围型
  - 肢体温暖
  - 敏感性增加
    - 温热、泛红，尤其是手腕部区域
    - 指甲增厚，毛发快速增长
  - 周围性水肿
    - 水肿区域的僵硬感
- 慢性期（冷相位）
  - 以过度交感神经活动和中枢神经变化为特征
  - 更严重且有持续的灼烧痛
    - 暴露在寒冷中会加重病情
  - 有血管收缩迹象的营养性改变
    - 皮肤：苍白，摸上去凉，以及斑驳
    - 指甲变脆
    - 头发和指甲生长的变化（加速或缓慢）
  - 周围水肿持续及汗腺分泌发生变化
  - 运动功能受损
    - 疼痛导致的关节活动受限、水肿和感觉障碍
    - 避痛反应和肢体保护倾向
  - 由疼痛和失用导致的运动功能损害

复杂性局部疼痛综合征 I 型管理

注意：根据症状 / 体征所选择的治疗措施可能会随时间而改变。进行管理时优先选择缓解疼痛，同时避免治疗措施或调整后的运动导致疼痛增加。

- 急性期治疗方法
  - 疼痛和水肿的控制
    - 药物治疗
    - 理疗：高伏电刺激、经皮神经电刺激、射流治疗（注意不要

使用涡流浴，可能增加敏感度）
- 向心性按摩
- 压力衣、气加压装置
- ■ 纠正感觉运动不协调
  - 镜像治疗
  - 分级运动成像
- ■ 改善灵活性
  - 针对受累肢体进行轻柔的主动运动训练
- ■ 提高肌肉功能表现
  - 主动负荷（闭链运动）
  - 牵伸
- ■ 改善全身循环
  - 低强度有氧训练
  - 水中运动
- ■ 分级脱敏技术
  - **注意事项**：当触摸患者时，保持持续稳定的接触以避免激惹敏感区域
  - 逐渐通过使用不同的材质、压力和震动对敏感区进行短时间刺激，频率为 5 次 / 天
- ■ 患者教育
  - 针对不同血管舒缩反应的治疗方法：根据需要使用热 / 冷刺激，轻柔的练习，对敏感区域加压
  - 注意感觉输入的变化
  - 教育患者自主神经和血管舒缩性紊乱的自我管理
- ■ 慢性期治疗方法
  - ■ 继续控制疼痛与水肿
  - ■ 根据需要在活动前进行物理治疗或与运动治疗相结合
  - ■ 根据需要使用脱敏技术来增加对于触摸及温度的耐受度
  - ■ 继续活动度练习和关节松动技术
    - 如果疼痛没有加剧，进行轻柔的牵伸练习
    - 软组织松动
    - 继续关节和神经松动
    - 注意事项：避免将手放置在超敏区域进行的关节松动术
- ■ 根据症状和功能水平进行力量和耐力训练

第 5 章　髋关节

髋关节康复指南

为了重建髋关节和骨盆带的功能，应该发展或提高以下功能。

- 站立、步行和功能活动的平衡能力和耐力
- 改善腰椎骨盆带的姿势力线和动态稳定，包括：
  - 骨盆倾斜的意识和对姿势的影响
  - 未充分利用的髋关节稳定肌的激活和训练（后侧臀中肌、外旋肌、臀大肌）
  - 加强髋关节和躯干肌力
  - 使用矫正下肢力线和支撑的矫形器
- 改善髋关节活动性和结缔组织 / 肌肉的延展性
- 为保证安全的身体力学、ADL、IADL、工作或体育活动，协调腰椎和下肢肌肉组织之间的神经肌肉控制
- 相关身体部位 / 系统的功能
  - 心肺耐力
  - 膝关节、踝关节力量和灵活性
  - 上肢力量和灵活性

增加活动范围的训练
关节松动

关节滑动方向的指南	
髋关节的生理活动	关节滑动（股骨头的活动）
• 屈曲	• 向后
• 伸展	• 向前
• 外展	• 向下
• 内收	• 向上
• 内旋	• 向后
• 外旋	• 向前

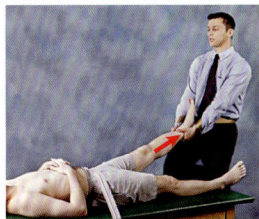

目的： 负重面上方的分离
技术： 股骨长轴牵伸
体位： 仰卧位，髋关节处于休息位
（30°屈曲和外展，轻度外旋）

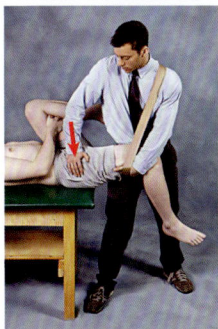

目的： 改善髋关节屈曲
技术： 股骨近端向后滑动

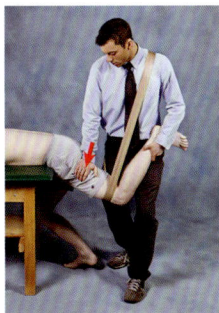

目的： 改善髋关节伸展
技术： 股骨近端向前滑动（俯卧位）

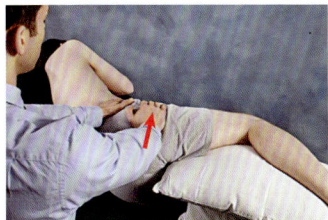

目的： 改善髋关节伸展
技术： 股骨近端向前滑动（侧卧位）

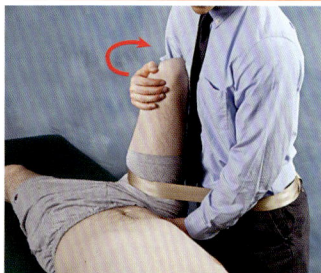

目的： 改善髋关节内旋

技术：

- 用手掌稳定骨盆
- 利用松动带产生向下外侧的滑动
- 内旋股骨，手包绕大腿和小腿

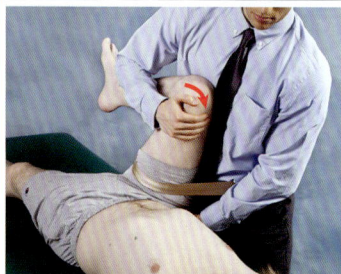

目的： 改善髋关节屈曲

技术：

- 用手掌稳定骨盆
- 利用松动带产生向下外侧的滑动
- 屈曲股骨，手包绕大腿和小腿

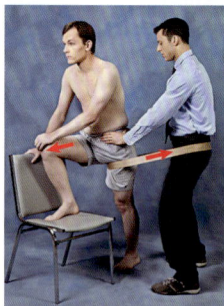

目的： 改善负重下髋关节伸展

技术：

- 患者站立，健侧下肢在椅子上
- 双手稳定骨盆
- 利用松动带产生向外侧的滑动，同时患者向前弓步

牵伸

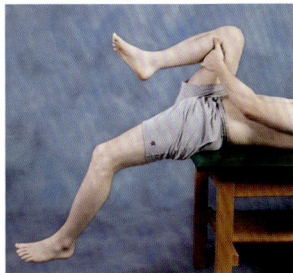

目的：牵伸髋屈肌（改善伸展）

技术：

- 稳定骨盆：保持对侧髋关节处于屈曲位
- 当患者放松时，牵伸力由大腿的重量产生
- 允许膝关节伸展，以便集中牵伸髂腰肌
- 维持膝关节屈曲位和髋关节中立位，以达到牵伸股直肌和阔筋膜张肌的目的

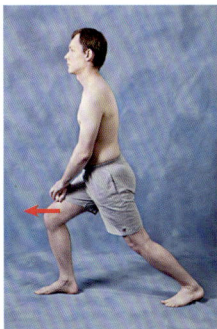

目的：牵伸髋屈肌（改善伸展）

技术：改良击剑者蹲

- 保持后侧腿中立位

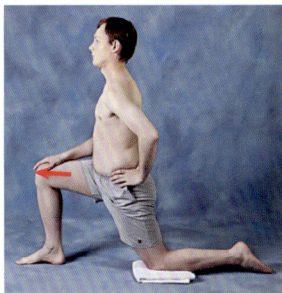

目的：牵伸髋屈肌（改善伸展）

技术：半跪位

目的：牵伸股直肌（改善髋关节伸展和膝关节屈曲）

技术：

- 维持髋关节伸展和骨盆后倾（不要弓背或旋转背部）
- 屈曲膝关节直至大腿前侧有牵伸感

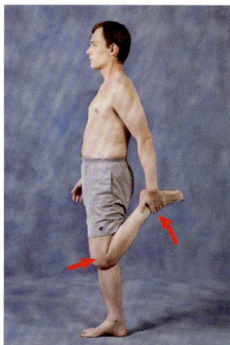

目的：牵伸髋内收肌（改善外展）

技术：

- 仰卧位，腿靠墙支撑
- 牵伸力源自腿的重量

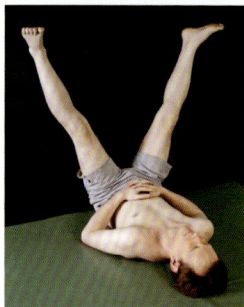

目的：牵伸髋内收肌和内旋肌（改善外展和外旋）

技术：

- 坐位，后背靠墙支撑
- 双脚足底靠拢，足跟向骨盆方向拉
- 用肘部给大腿施加牵伸力

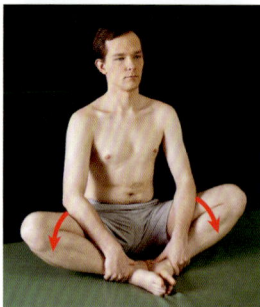

目的： 牵伸髋内收肌（改善外展） **技术：** • 维持要被牵伸的脚的力线向前 • 双腿分开，向侧方弓步（远离被牵伸侧） • 保持躯干直立	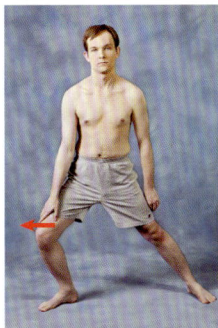
目的： 牵伸髋伸肌，即臀大肌（改善屈髋） **技术：** 维持骨盆前倾，同时躯干（骨盆）向后移动靠近足跟	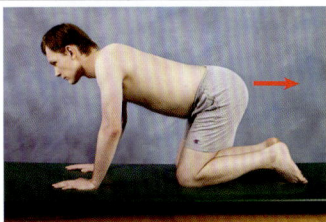
目的： 牵伸腘绳肌（改善屈髋并伸膝） **技术：** • 将一只脚向前置于凳子上或椅子座位上 • 保持膝关节伸直 • 在髋关节处向前屈曲（把腹部靠近大腿） • 不要屈曲胸椎或腰椎	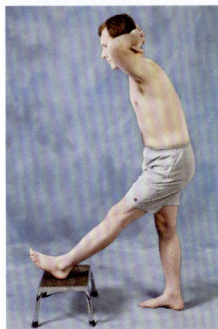

目的： 牵伸腘绳肌（改善屈髋和伸膝）

技术：

- 躺于地面，靠近门框被牵伸侧腿在墙上，并且另一条腿置于门框内
- 更多的牵伸感可以通过移动臀部靠近门框或将腿抬离墙面来获得，同时保持膝关节伸展

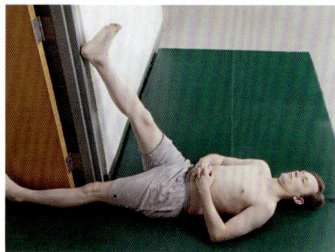

目的： 牵伸内旋肌（改善髋关节外旋）

技术：

- 仰卧位，呈现"二郎腿"姿势
- 将一侧踝关节置于对侧膝关节处
- 用手抬高足跟同时用另一只手下压膝关节

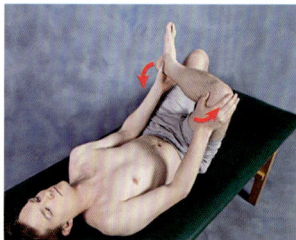

目的： 牵伸外旋肌，即梨状肌牵伸（改善内旋）

技术： 手法牵伸

- 稳定骨盆
- 将膝关节靠近胸部，向内旋位压髋关节

附加技术： 自我牵伸（无图）

- 抓住一侧膝关节，带动腿靠向对侧肩关节

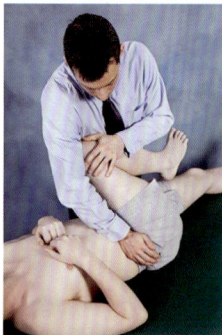

目的： 牵伸阔筋膜张肌（改善伸髋、内收、外旋）

技术：

- 伸展、内收和外旋髋关节
- 将被牵伸侧腿置于对侧腿的后方
- 向外移动骨盆远离椅子来增加牵伸强度

附加技术： 利用阔筋膜张肌的重力辅助自我牵伸（无图）

- 侧卧位，被牵伸侧腿在上方
- 髋关节外展，然后伸展并外旋
- 缓慢向床面下降腿
- 屈曲膝关节以获得更大牵伸感

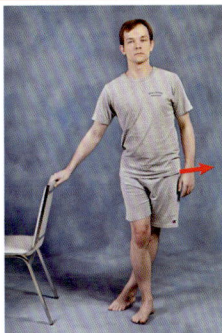

目的: 加强髋伸肌（臀大肌和腘绳肌）

技术:

- 等长：臀肌，仰卧位或俯卧位利用阻力渐进地进行（无图）
- 动态：四点支撑位，伸展髋关节（无图）
- 注意事项：不要伸展超过可完成的活动范围，以使骶髂关节的压力最小化
- 通过屈膝来强化臀大肌收缩

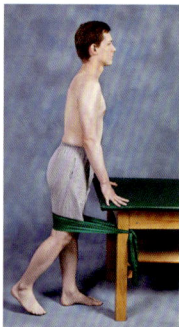

- 抵抗弹力带阻力进行终末端伸髋

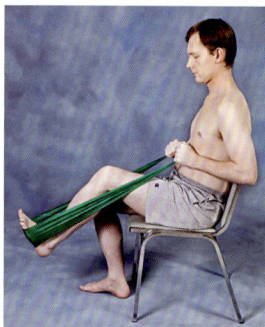

- 髋 / 膝关节伸展结合（仰卧位或坐位）

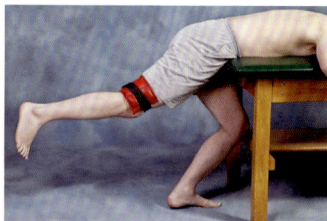

- 大腿负重来强化臀大肌
- 在踝关节处负重（通过伸膝）来强化作为髋伸肌的腘绳肌的肌力（无图）

目的： 加强髋屈肌（髂腰肌和股直肌） **技术：** • 仰卧位或站立位，利用弹力带抗阻 • 踝关节周围负重的情况下，直腿抬高需要股四头肌收缩（无图）	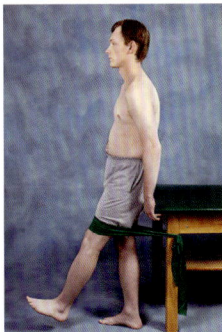
目的： 加强髋外展肌（臀中肌） **技术：** • 侧卧位（无图）或站立位 • 利用弹力带阻力或环绕负重	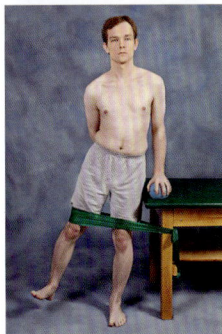
目的： 强化髋内收肌 **技术：** • 侧卧位，环绕负重 • 站立位，利用弹力带阻力（无图）	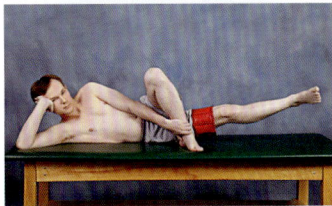

目的： 强化髋外旋肌 **技术：** 等长抗阻 • 俯卧位足跟相对靠拢	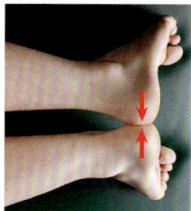
技术： 外旋合并外展 • 侧卧位，保持髋、膝关节轻度屈曲，足跟靠拢 • 上抬上方膝关节	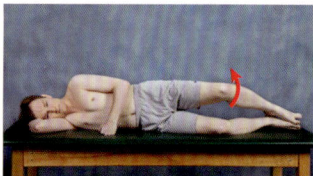
技术： 外旋合并外展来强化髋关节外侧稳定性 • 髋关节外展，然后伸展并外旋髋关节 • 缓慢下降髋关节同时维持髋关节处于伸展和外旋位	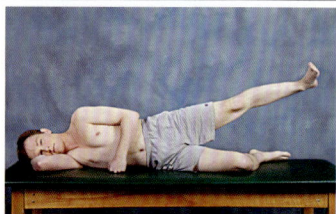
目的： 强化髋内旋肌 **技术：** • 俯卧位，髋关节伸展同时膝关节屈曲 • 坐位，髋关节和膝关节屈曲90°（无图）	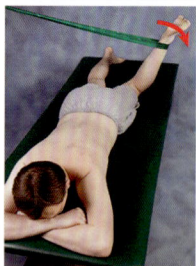

除了确定的肌群外，负重练习还需要控制多块肌肉；可能有必要与负重练习一起发展躯干控制（参见第 2 章）；第 8 章中列出了用于发展平衡性、稳定性和力量的更多练习

目的： 发展髋关节稳定肌

技术： 交替等长收缩

- 患者双腿或单腿保持平衡并维持抵抗阻力静态姿势（等长保持）
- 在骨盆处施加交替的阻力；帮助患者发展控制能力，缓慢开始，逐渐加速
- 阻力从一侧到另一侧，从向前到向后，从顺时针到逆时针，以及对角线方向

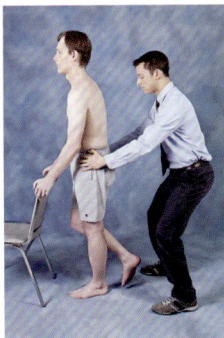

目的：
强化髋伸肌

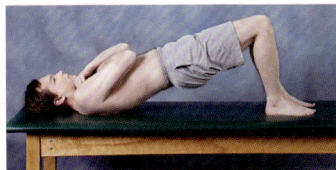

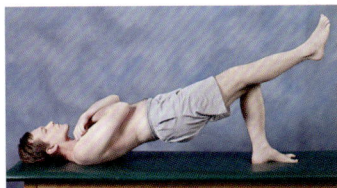

技术：
桥式。等长保持或动态抬起，在骨盆处增加阻力

技术：
单桥。等长保持或动态抬起，并维持单侧膝关节伸展

第 5 章　髋关节

目的： 提高负重下肢的稳定性和力量

技术： 对侧 / 非负重腿的弹力带阻力

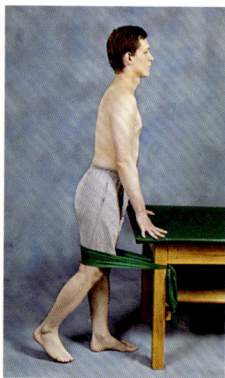

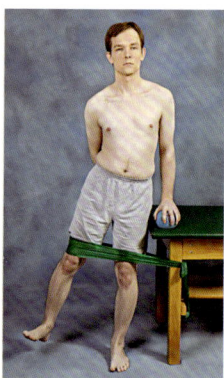

• 右腿的伸展阻力，需要左腿前侧肌肉的稳定	• 左腿的屈曲阻力，需要右腿后侧肌肉的稳定	• 右腿的外展阻力，需要左腿外侧肌肉的稳定

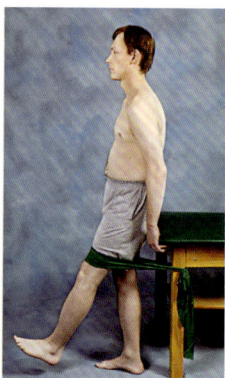

目的： 提高身体较低负荷下的平衡和离心控制

技术：

向前弓箭步（需要时可利用手杖辅助）利用重量带或手持重量来增加阻力

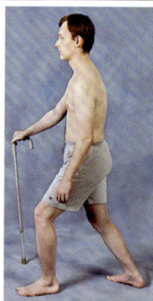

目的： 提高伸肌群的力量和控制 **技术：** 弹力带阻力下的反向弓箭步	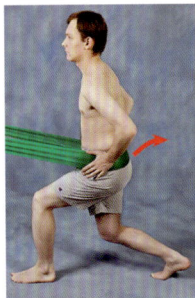
目的： 降低 / 增加身体重量来发展离心控制 **技术：** 墙面滑动（半蹲） ● 沿墙面向下滑动躯干 ● 在回到直立位之前保持这个姿势 10~30 秒 ● 增加双侧或交替上肢运动；增加阻力 ● 沿墙面滚动健身球 **替代技术：** ● 墙面无支撑的半蹲 ● 弯腰 / 下蹲从地面抬起物体（无图）	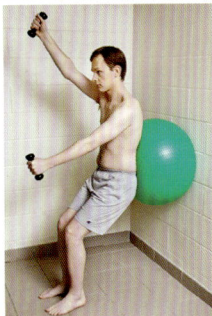
目的： 强化髋关节和膝关节控制 **技术：** 上、下台阶 ● 向前方、侧方、后方迈步 ● 从下台阶开始；逐渐增加台阶的高度	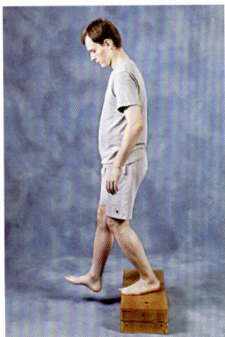

目的： 强化髋关节和膝关节伸肌 **技术：** ● 使用弹力带抗阻步行 ● 推一辆负重的车（无图）	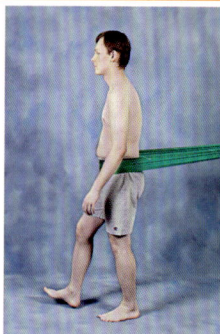
目的： 强化髋关节和膝关节伸肌 **技术：** 轴外旋同时利用凳子下台阶	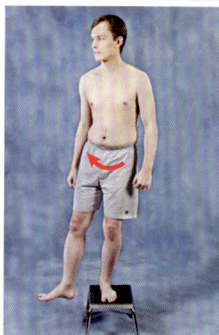
目的： 强化髋关节肌肉（改善外旋） **技术：** 向前迈步，髋关节抵抗弹力带 阻力外旋行走	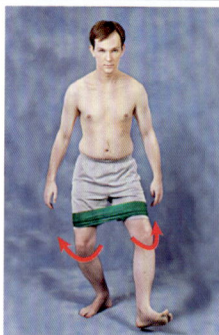

髋关节炎

- 髋关节最常见的骨关节炎有风湿性关节炎、青少年风湿性关节炎，此外无菌性坏死、股骨骺滑脱、移位和先天性畸形等也会导致髋关节退行性改变
- 由关节囊限制导致的活动范围过小，可能在手术或骨折愈合后出现

髋关节炎：非手术治疗
最大保护期

患者表现	干预措施
• 腹股沟的剧痛 / 压痛（髋关节前方）并沿大腿及膝关节前部放射（L3 皮节） • 避痛步态 • 功能性（外观）下肢不等长（继发于外展肌薄弱） • 来自疼痛和（或）肌肉保护的髋关节活动度受限（尤其是被动内旋） • 静止后僵硬 • 包括平衡、站立、步行的负重受限	• 止痛的理疗（短期） • 关节松动术：Ⅰ级或Ⅱ级振荡技术（前向 / 后向及长轴牵引） • 步行支具 • 环境适应（抬高的椅子或马桶座位） • 改变力学应力，例如下肢不等长、肌肉力量及灵活性不平衡 • 患者教育：家庭训练计划、经常锻炼关节活动性的重要性和关节健康要素 • 无冲击力的活动（温和的水中练习、无阻力的固定自行车）

中度保护期 / 运动控制期

患者表现	干预措施
• 休息后疼痛和僵硬，尤其在最初负重时 • 活动受限，关节囊的终末感坚硬 • 髋关节伸展受限，导致腰椎伸展力增加，并可能导致腰痛 • 站立或步行中，受限的髋关节伸展阻碍了全范围膝关节伸展 • 平衡和姿势控制受损 • 长时间步行中的避痛步态	• 无痛范围内的 A-AROM → AROM 训练 • 关节松动术：Ⅲ级或Ⅳ级或动态松动术；通过加强伸展、外展、内旋和屈曲来进阶 • 牵伸活动范围受限的关节周围的组织或肌肉，尤其是髋关节屈肌、外展肌和旋转肌 • 亚极量等长到低负荷抗阻活动度训练：通过臀大肌、臀中肌和旋转肌来加强髋关节 / 骨盆控制 • 低负荷、闭链和负重活动（半蹲、弓箭步、上台阶） • 平衡训练：部分负重到全负重 • 家庭训练计划：用自我牵伸和抗阻活动度训练 / 进阶性抗阻训练来激活和加强未充分利用的肌肉；增加功能性活动 注意事项：如果训练加剧了关节症状，降低强度 • 如果需要，继续使用辅助器具

最小保护至无保护期 / 功能恢复期

干预措施
考虑到关节炎的潜在后果和可能的长期影响： • 强调力量的进阶和对关节保护和姿势力线、灵活性的维持 • 确保负重安全，继续平衡活动 • 对于超重个体，考虑体重管理 • 长期使用步行辅助器具（手杖）、对称性和支撑性矫正器，改造生活环境（升高椅子和马桶高度） • 进阶的低强度有氧训练项目（游泳、自行车、步行）

患者表现	干预措施
• 术后疼痛和手术切口继发的炎症反应	• 疼痛控制
• 通气功能下降和心肺耐力下降	• 深呼吸和咳嗽
• 静脉血淤滞，有发生深静脉血栓的风险	• 监控患者的脱位体征和症状
• 肌肉保护	• 患者教育：在出院前进行家庭训练计划教育。注意事项：在床上活动、转移、步行和训练中 ROM 和负重的限制（依据早期术后训练和 ADL 能力）
• 疼痛或术前挛缩限制髋关节 ROM	• 平衡、步态和功能训练：步行辅助器具的使用
• 由术前失用引起的髋关节和膝关节肌肉无力和可能的萎缩	• 踝泵训练；使用弹力袜
• 手术侧下肢限制负重，需要步行辅助	• 肌肉收缩（亚极量等长）：股四头肌、臀肌、髋外展肌
• 站立平衡和姿势稳定受损	• A-AROM → AROM：手术侧髋关节和膝关节在保护范围内（仰卧位足跟滑动来屈髋或屈膝，仰卧位髋外展；仰卧位重力辅助髋伸展（托马斯试验体位）；手术侧髋关节的钟摆运动，同时站立位使用助行器在保护负重下进行微蹲练习）
• 受限的功能性活动（床上活动、转移、步行）	• 力量训练：躯干、上肢和健侧下肢
• ADL 需要辅助	

第 5 章　髋关节

中度保护期 / 运动控制期（4~12 周）

患者表现	干预措施
• 愈合良好但伤口柔软 • 负重和步行能力受限 • 髋关节和大腿疼痛缓解；身体活动时和之后出现肌肉酸痛 • 髋关节 ROM 有提高但仍受限（如轻度髋关节挛缩屈曲）；持久静止后继发僵硬 • 手术侧下肢的力量和肌耐力下降 • 平衡受损 • 心肺耐力下降（有氧能力、步行距离和速度有限） • ADL 和 IADL 受限	• 用手杖步行（台阶、不平表面）；向后步行促进髋关节伸展。步态训练→对称模式 • 如果仍有疼痛，使用髋关节 II 级长轴牵引或振荡技术 • 平衡训练和姿势稳定训练 • 低负荷抗阻训练：躯干、健侧下肢和手术侧下肢，强化髋关节伸展和外展及末端伸膝（不同姿势下的环绕重量练习或轻度弹性阻力的开链练习） • 限制负重和 ROM 的闭链练习：站立墙面滑动、弓箭步、上台阶，及任务导向的力量训练 • 低强度髋屈肌（托马斯试验体位）、腘绳肌和小腿肌肉牵伸，应限制 ROM • 有氧能力（低负荷）：步行距离和速度或固定自行车的持续时间提升

最小保护至无保护期 / 功能恢复期（12 周后）

患者表现	干预措施
<ul><li>髋关节或大腿疼痛最小化到无痛</li><li>用或不用手杖进行有控制的社区内步行</li><li>可能残存髋关节肌肉薄弱（髋外展肌和髋伸肌）</li><li>可能残存髋关节伸展下降</li><li>有挑战性的有氧活动能力下降</li><li>中到高需求的功能性活动持续受限（特别是术后 6~8 个月）（难以从地板上站起和跪下）</li></ul>	<ul><li>如果髋关节 ROM 受限依旧残存，进行牵伸练习和 Ⅲ ~ Ⅳ 级关节松动术</li><li>各种平面的步行（减少使用或弃用手杖）</li><li>进阶家庭训练计划：自我牵伸、低强度抗阻训练</li><li>以社区为基础的健康项目（3~4 次/周）（有氧能力：固定自行车、游泳等低强度有氧训练；术后 6 个月选择使用抗阻设备进行低到中等强度的抗阻训练）</li><li>高阶功能训练（安全地从地面站起或坐下及跪下）</li><li>逐步回到全部活动；经常需要终身注意事项和改变活动（避免高强度娱乐和工作相关活动）</li></ul>

早期术后训练和日常生活活动能力注意事项：全髋关节置换

注意：适用于传统全髋关节置换的注意事项在微创手术后可能必要，也可能不必要。

后侧 / 后外侧入路

■ 训练
  ■ 避免屈髋大于 90°
  ■ 避免髋关节内收和内旋超过中立位
  ■ 推迟动态力量训练大约 6 周

- ADL
  - 从床 – 椅或椅 – 床转移至健侧
  - 避免交叉腿
  - 坐位时保持膝关节轻度低于髋关节
  - 避免坐在低矮、软的家具上
  - 如果家里的床过低，可用木块垫高
  - 避免长时间坐位（＞1小时），应频繁站立牵伸
  - 使用较高的马桶座
  - 当从坐位或坐在椅子上站起或在穿脱衣时，不要过度弯曲躯干
  - 使用助臂夹从地板捡东西
  - 洗澡时，淋浴或在浴缸中使用洗澡椅
  - 当上楼梯时，用健侧腿带动；当下楼梯时，用患侧腿带动
  - 避免向手术侧肢体旋转躯干的站立活动，应以健侧脚为轴转体
  - 仰卧位，睡眠时使用枕头；避免侧卧位睡觉或休息

前侧或前外侧和直接外侧入路（伴或不伴大转子截骨术）

- 训练
  - 避免屈髋大于90°
  - 避免髋关节伸展，内收和外旋不应超过中立位
  - 避免髋关节屈曲、外展和外旋合并出现
  - 如果进行了臀中肌切开和修复或大转子截骨术，至少6~8周后或直到外科医生允许方可从事主动、抗重力髋外展
- ADL
  - 遵循后侧入路的注意事项，避免屈髋大于90°
  - 避免交叉腿
  - 早期步行时，使用"跨至"步态而非"跨越"步态，以避免手术侧髋关节过伸
  - 尽量避免需要使用手术侧下肢负重站的动作和以手术侧为轴的旋转动作

早期术后负重注意事项：全髋关节置换

- 内固定的方式
  - 骨水泥：术后当天即可负重
  - 非骨水泥和混合式：特别推荐至少 6 周内部分负重（足趾负重或平足负重）；然而，一些外科医生允许在术后当天进行可耐受的负重
- 手术方法
  - 传统（常规）：负重通常更受限制，因为外科手术的干扰更广泛，软组织修复更广泛
  - 最小侵入：术后情况允许的可即刻负重
  - 大转子截骨术：限制负重至少 6~8 周或考虑骨愈合至 12~16 周
- 其他因素
  - 骨移植物的使用：在骨愈合期间非负重或限制负重
  - 患者骨质量较差：延长限制，以免损害假体植入物的稳定性

髋关节镜手术：术后情况
髋臼盂唇撕裂的切除或修复

- 负重限制
  - 切除和清创后部分负重长达 2 周
  - 修复后部分负重长达 4 周
  - 使用助行器
- 训练
  - 髋关节 ROM 训练：术后第 1 天进行 A-AROM 训练（足跟滑动），然后到 AROM 训练；术后第 1 周内，座椅抬高下（以限制髋关节屈曲）的固定自行车训练
    - 最初限制髋关节屈曲小于 80° 或最大至 90°
    - 髋关节外展和外旋：术后 2 周的完全 ROM 训练
  - 开链力量训练：2 周 AROM 训练至轻度渐进性抗阻训练
  - 闭链力量训练和平衡进阶
    - 考虑承重限制

关节囊修复：皱襞或热辅助关节囊缝合术

注意： 设计训练以改善髋关节囊松弛情况。

■ 负重限制：术后部分负重至 4 周，使用步行辅助器
■ 训练
  ■ 髋关节 ROM 训练：术后第 1 天进行 AROM 训练（足跟滑动），然后到 ROM 训练；术后第 1 周内进行固定自行车训练
    • 术后最初 2 周限制髋关节屈曲和外展
    • 3~4 周避免髋关节伸展和外旋超过 10°，然后逐渐进阶
    • 术后 4 周进行完全 ROM 训练
  ■ 开链力量训练：2 周后 AROM 训练至轻度渐进性抗阻训练
  ■ 闭链力量训练和平衡进阶训练
    • 考虑承重限制

软骨缺损的修复（微骨折）

■ 负重限制：术后 4~8 周最低限度负重（触地）至可耐受负重
  ■ 使用助行器
■ 训练
  ■ 髋关节 ROM 训练：术后第 1 天在保护范围内进行 A-AROM 训练（足跟滑动）
    • 最初限制髋关节屈曲和外展
    • 手术 2 周后允许完全 ROM 训练
  ■ 开链力量训练：术后 2 周进行 AROM 训练
    • 3~4 周避免仰卧位直腿抬高，以使关节表面的压力最小化
    • 4~6 周进行低负荷渐进性抗阻训练
  ■ 闭链力量训练和平衡进阶：在 4~6 周进行
    • 考虑负重限制

骨成形术或边缘翻修

注意：设计训练来降低股骨–髋臼的撞击。

■ 负重限制：最低限度负重（触地）4~6 周，在 4~6 周之后进阶到可耐受负重
■ 训练
  ■ 髋关节 ROM 训练：术后第 1 天在保护下进行 A-AROM 训练（足跟滑动）；最初限制髋关节屈曲和外展；2 周后允许完全 ROM 训练
  ■ 开链力量训练：2 周 AROM 训练到轻度渐进性抗阻训练；3~4 周避免仰卧位直腿抬高以使关节表面的压力最小化
  ■ 闭链力量训练和平衡进阶：4~6 周后一旦允许负重训练即开始
    ● 考虑承重限制

髋关节镜术后的其他干预措施

注意：以下髋关节镜术后的常见干预措施，在前面内容中已有描述。

■ 使用活动范围限制装置
  ■ 使用改良 Bledsoe 护具 10~14 天以限制髋关节外展、伸展和屈曲
  ■ 盂唇切除或修复、微骨折和骨成形术后 10~14 天使用反旋转支撑以限制外旋；关节囊缝合或关节囊皱襞或热辅助关节囊缝合后使用限制装置最多 4 周
■ 持续性被动活动（髋关节屈曲和伸展）：6~8 小时/天
  ■ 在限制活动范围内使用
  ■ 在 30°~70° 开始并逐渐进阶
■ 踝泵练习：术后立即开始
■ 亚极量等长训练：在中立位进行股四头肌收缩和臀肌收缩；术后 2 天开始
■ 主动髋关节内旋（从中立位）：仰卧位频繁进行，以防止关节囊粘连
■ 步行：在手术当天开始使用拐杖和助行器部分负重进行
  ■ 切口愈合良好时进行水中步行，但仍限制负重

- 牵伸练习：如果术后 4~6 周未实现完全 ROM，则应牵伸跨过髋关节的目标肌肉
- 稳定性训练：躯干和下肢
- 功能性活动：逐渐恢复；相比微骨折、骨成形术或边缘翻修，盂唇切除术、盂唇修复或关节囊缝合术后要更快进行

髋关节骨折的切开复位内固定：术后训练和步态情况

- 多块髋关节肌肉会因髋关节骨折受损，导致术后疼痛、反射抑制和薄弱，以下区域的骨折会损伤相关肌肉：
  - 大转子：臀中肌
  - 小转子：髂腰肌
  - 转子下区域：臀大肌
- 在手术入路中，阔筋膜张肌和股外侧肌被切开，导致髋关节外展和膝关节屈曲出现疼痛、抑制和无力
- 术后粘连可能会在切开的阔筋膜张肌和股外侧肌中发生，分别导致髋关节内收和内旋及膝关节屈曲出现活动受限和疼痛
- 如果在骨折部位的复位和内固定术后肢体有短缩，臀中肌大转子附着点和髋关节运动轴重心的距离减少，将引起：
  - 机械优势下降和臀中肌无力
  - 步行中特伦德伦堡（Trendelenburg）征阳性
- 囊内骨折内固定需要切开关节囊（囊切开术），易使关节囊受限，导致术后疼痛和 ROM 受限

髋关节骨折的内固定可能失败的体征和症状

- 严重、持久的腹股沟、大腿或膝关节疼痛，并在肢体运动或负重时出现
- 渐进性肢体不等长（手术侧下肢短缩），一般不会在手术后立刻出现

- 手术侧髋关节的持续外旋
- 在负重中手术侧下肢出现 Trendelenburg 征阳性，进行力量训练无法解决该问题

髋关节骨折的切开复位内固定（粗隆间和粗隆下）术后管理
最大保护期（0~4 周）

患者表现	干预措施
• 术后沿切口的疼痛和炎症（髋关节外侧）	• 疼痛控制
• 外周性水肿和深静脉血栓风险	• 深呼吸和咳嗽
• 通气交换下降	• 踝泵练习和使用弹力袜以减少静脉淤滞
• 髋关节和膝关节肌肉组织的肌卫现象和无力（手术侧）	• 患者教育：家庭训练计划和安全步行。注意事项：在床上活动、转移、步行和训练中注意负重限制
• 由于存在疼痛和切口自我保护，髋关节 ROM 受限	• 站立平衡活动
• 手术侧下肢负重受限，需要使用助行器	• 使用助行器进行步态训练，使用辅助器具进行功能训练
• 平衡受损	• 肌肉收缩（亚极量等长）：股四头肌、臀肌、外展肌、内收肌、腰椎骨盆稳定肌
• 功能性活动下降（床上活动、转移）	• A-AROM → AROM：手术侧髋关节和膝关节的舒适范围（足跟滑动和仰卧位髋关节外展；站立位髋关节钟摆运动和负重限制允许的情况下的微蹲）
• 心肺耐力下降（有氧能力下降，在体力活动中快速出现疲劳）	
• ADL 需求辅助	• 力量和稳定训练（躯干、上肢和健侧下肢）

中度保护期 / 运动控制期（4~8 周）

患者表现	干预措施
• 切口部位：愈合良好但压痛 • 髋关节疼痛缓解，但体力活动中或之后经常发生肌肉酸痛 • 手术侧髋关节 ROM 下降（术后 4~6 周理想达到 80°~90°）；与长时间制动相关的僵硬 • 跟腱紧张 • 手术侧下肢合并非手术侧下肢的力量和肌耐力下降 • 平衡受损 • 心肺耐力下降（有氧能力）：步行的距离和速度提高，但和年龄相近的健康人群相比仍下降；体力活动耐受力下降	• 负重限制下平衡训练的进阶 • 用拐杖或手杖步行（台阶、不平表面） • 关节松动术：如果疼痛残留，使用髋关节 II 级长轴牵引或振荡技术 • 低负荷抗阻训练：躯干、健侧下肢和手术侧下肢，加强髋关节伸展和外展，以及末端伸膝 • 髋关节和膝关节开链训练，在不同姿势下使用环绕负重或轻级别弹性阻力 • 闭链训练（部分负重到全负重）：桥式、站立位墙面滑动、半蹲和弓箭步、上台阶、提踵等任务导向的力量训练 • 髋关节伸展的低强度牵伸（托马斯试验体位）；双侧站立小腿肌肉牵伸 • 有氧能力（低强度）：步行的距离和速度及固定自行车持续时间的增加

最小化保护至无保护期 / 功能恢复期（8~12 周后）

患者表现	干预措施
• 骨折区域：8~12 周愈合 • 髋关节或大腿疼痛最小化到无痛 • 使用或不使用手杖进行的社区步行受限	• 如果仍存在髋关节 ROM 受限，使用牵伸和 III ~ IV 级关节松动术 • 高级功能训练（从地面起立，坐回地面和安全跪）

患者表现	干预措施
• 髋关节肌肉组织的持续无力（髋外展肌和髋伸肌） • 不用手杖的站立平衡受损 • 髋关节 ROM 轻微限制（髋关节伸展可能残留受限） • 因长时间体力活动心肺耐力下降 • 高级功能性活动中的持续受限（尤其是术后 6~8 个月）	• 各种地面的社区步行（手杖使用减少，速度和持续时间上升） • 持续家庭训练计划：自我牵伸、低强度抗阻训练 • 以社区为基础的健康项目（3~4 次 / 周）：有氧能力（固定自行车、跑台步行、游泳、低强度或水中有氧运动），选择性使用阻力进行低到中强度抗阻训练 • 需要时，通过矫正动作逐渐恢复全部活动

髋关节疼痛综合征：潜在的肌肉失衡和损伤

肌肉拉伤、滑膜炎和过度使用损伤的诱发因素通常与肌肉柔韧性和使用时支配之间的不平衡有关。常见的不平衡包括以下内容。

第 5 章 髋关节

肌肉失衡	损伤
• 髂胫束短缩伴随阔筋膜张肌或臀大肌短缩 • 短缩的阔筋膜张肌或臀大肌 • 髋关节双关节屈肌使用（阔筋膜张肌、股直肌、缝匠肌），而不是髂腰肌 • 使用阔筋膜张肌而不是臀中肌来作为髋外展肌 • 使用腘绳肌而不是臀大肌 • 过度使用腘绳肌作为髋伸肌	• 错误的腰椎骨盆姿势（骨盆后倾或不对称骨盆侧倾） • 转子滑囊炎或膝外侧疼痛 • 髋关节力线错误或膝关节疼痛 • 源于髂胫束紧张的膝关节外侧疼痛或股骨内旋 • 当屈髋时，髋关节屈曲下降和代偿性腰椎屈曲 • 腘绳肌柔韧性下降可能伴拉伤的潜在风险 • 股四头肌失衡，膝关节力线变化

最大保护期

患者表现	干预措施
• 尤其在负重活动中剧烈疼痛 • 避痛步态，疼痛侧支撑相缩短 • 肌肉收缩时疼痛 • 涉及的肌肉柔韧性下降 • 压痛点	• 必要时建议针对疼痛与炎症进行理疗干预，建议患者改变激惹动作 • 步行训练中使用辅具和减少症状激惹模式 • 开始训练来发展针对骨盆力线的神经肌肉控制，避免刺激炎症组织

中度保护期 / 运动控制期

患者表现	干预措施
• 肌肉力量和长度不平衡（髋关节疼痛综合征：潜在的肌肉失衡和损伤） • 在功能性活动中患者觉查错误力线的意识下降 • 步态中伤侧支撑相较短或出现轻度倾斜 • 肌耐力下降	• 无痛姿势下多角度亚极量等长训练 • 柔和渐进的神经肌肉抑制技术 • 向患者进行自我意识技术的教育以进行姿势力线和肌肉平衡的体位训练 • 受伤组织的自我牵伸 • 训练股骨肌肉收缩和控制力线 • 开始以对称性肌肉激活为重点的活动（自行车、重心转移） • 逐渐在全范围内进行肌肉力量训练 • 开始控制性的负重训练至力竭；减少错误模式 • 肌肉耐力活动；重复 1~3 分钟 • 不加剧症状的有氧活动

患者表现	干预措施
• 在期待达成的活动中肌肉耐力下降 • 难以满足所需的活动要求	• 进阶负重训练 • 离心阻力和对动作速度控制的增加 • 加速或减速训练和快速伸缩复合训练 • 利用与期望结果一致的运动模式；强调时间和顺序 • 患者在受控环境中保持功能性动作力线的意识增强；增加动作多样性和强度

第 6 章　膝关节

膝关节康复指南

为了恢复膝关节功能，发展或改善以下几方面。

- 平衡、稳定性和站立耐力、行走能力和功能性活动
- 胫股关节和髌股关节的灵活性，结缔组织的延展性，膝关节功能性 ROM 相关肌肉组织的柔韧性
  - 全范围伸膝；屈膝 115°~120°
- 髌骨在股骨滑车中的活动轨迹
- 肌肉力量和耐力，维持膝关节稳定性、功能的神经肌肉反应或控制
- 为满足安全的人体力学、ADL、IADL、工作和运动活动所需的躯干和四肢协调能力
- 相关身体器官 / 系统的功能
  - 心肺耐力
  - 髋和踝的力量、稳定性、灵活性
  - 上肢力量和灵活性

改善关节活动度的训练
关节松动

关节滑动方向指南	
关节生理运动	关节滑动的方向
胫股关节 ● 屈曲 ● 伸展	胫骨的运动 ● 向后（在关节活动末端出现内旋附属运动） ● 向前（在关节活动末端出现外旋附属运动）
髌股关节 ● 屈曲 ● 伸展	髌骨的运动 ● 向下（尾向） ● 向上（头向）

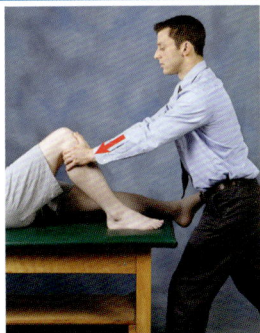

目的： 改善膝关节屈曲
技术： 仰卧位向后滑动胫骨近端

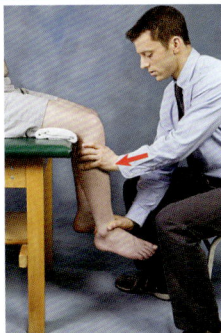

目的： 改善膝关节屈曲
技术： 坐位向后滑动胫骨近端

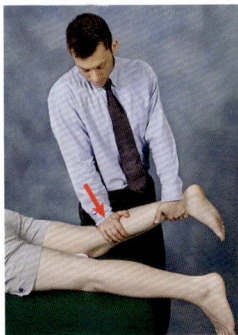

目的： 改善膝关节伸展
技术： 俯卧位向前滑动胫骨近端
注意事项： 在大腿远端垫一块折叠毛巾以避免髌骨压到床面上

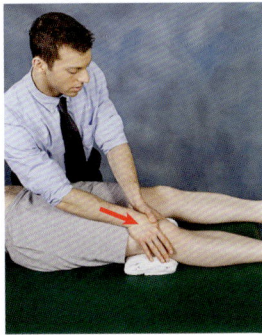

目的： 增加髌骨活动度以改善膝关节屈曲
技术： 向下滑动髌骨
● 与股骨平行地滑动髌骨
注意事项： 不要把髌骨压入股骨髁中

目的： 改善髌骨活动性（纠正因髌骨活动受限引发的伸肌延迟）

技术： 向上滑动髌骨（无图）

- 把手的虎口放在髌骨下侧，将髌骨往股骨方向滑动

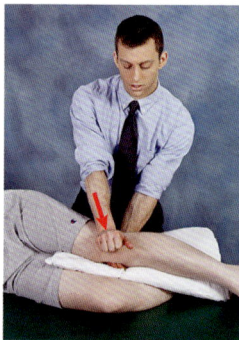

目的： 改善髌骨活动轨迹

技术： 向内滑动髌骨

- 把掌根部放在髌骨外侧缘
- 另一只手放在膝关节下固定股骨髁

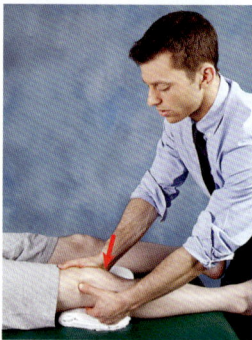

目的： 牵伸膝关节外侧支持带

技术： 向内侧推移髌骨

- 向后对髌骨内角施加压力
- 持续给髌骨外侧缘做摩擦按摩

注意事项： 避免髌骨外侧支持带松解后的外侧向滑动

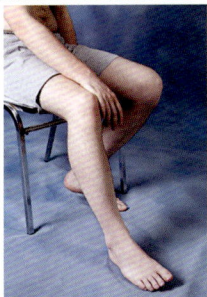

目的： 牵伸外侧支持带

技术： 向内侧推移髌骨（自我松动）

- 屈膝至少 30°，脚放在地上
- 患者用掌根在髌骨内侧施加压力
- 如果无痛可进阶至屈膝到更大角度

注意事项： 避免髌骨外侧支持带松解后的外侧向滑动

动态关节松动

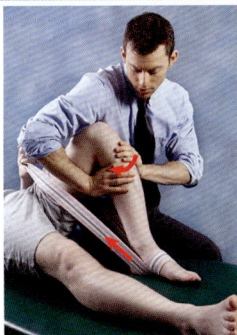

目的： 改善膝关节屈曲伴胫骨内旋

技术：

- 将膝关节摆放至屈曲末端
- 用双手内旋胫骨，同时在前内侧及后外侧胫骨平台施加压力
- 患者同时通过绑在脚上的关节松动带屈膝

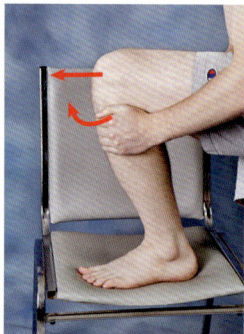

目的：改善膝关节屈曲

技术：自我关节松动

- 屈膝位将脚放在椅子上，胫骨内旋至末端
- 患者在前内侧和后外侧胫骨髁上施加内旋力量，转移重心以施加牵伸力量

牵伸

注：牵伸腘绳肌和股直肌，训练参见第5章。

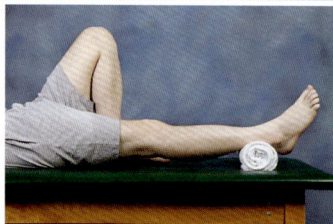

目的：牵伸膝屈肌（末端伸膝）

技术：足跟支撑，顺重力伸膝

- 将卷好的毛巾垫在胫骨远端下使大腿抬离床面
- 在大腿远端靠近髌骨处施加负重增加牵伸感（无图）

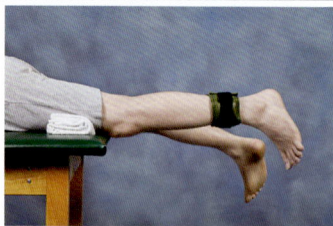

目的：牵伸膝屈肌（末端伸膝）

技术：俯卧位，腿上悬挂重物顺重力伸膝

- 利用小腿负重在胫骨远端施加牵伸力

注意事项：把叠好的毛巾放到大腿远端下面以避免髌骨过度受压

目的: 牵伸膝伸肌（改善屈膝）

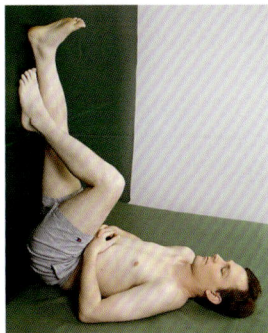

技术: 仰卧位重力辅助滑动

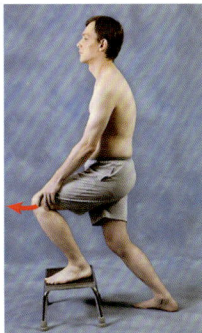

技术: 阶梯牵伸
- 将重心转移到台阶上

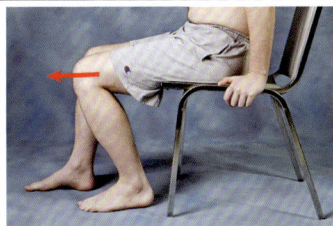

目的: 牵伸膝伸肌（改善膝关节屈曲）
技术: 坐位身体向前移动，同时控制脚在地上原位不动

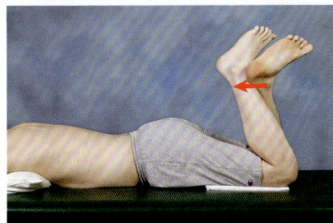

目的: 牵伸膝伸肌（改善膝关节屈曲）
技术: 用对侧腿在胫骨远端施加牵伸力

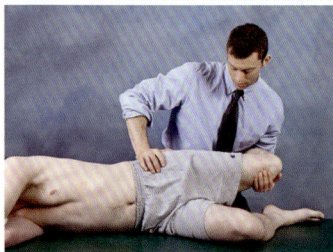

目的： 牵伸髂胫束

技术：

- 用一手稳定骨盆
- 被动屈膝和髋外展，随后伸展髋关节（髂胫束保持在大转子之上）
- 允许髋外展直到膝外侧有紧张感

改善肌肉功能的训练

注意：其他下肢训练见第 5 章和第 8 章。

肌肉激活（等长）训练

- **目的：** 股四头肌或腘绳肌的神经肌肉控制及膝关节肌肉的动态稳定
- **技术：** 非负重和负重等长收缩训练（无图）
  - 股四头肌收缩
    - 仰卧或长坐位，膝关节伸直或微微弯曲：收紧（收缩）股四头肌，使髌骨向近端移动。此外，可足踝背伸，同时收紧股四头肌
    - 坐在椅子上：脚踩在地面上，试图把脚向前滑动但并未发生移动
  - 伴随内收肌收紧的股四头肌收缩：收缩股四头肌，用两侧大腿持续挤压放在两腿间的枕头、毛巾卷或球
  - 直腿抬高
    - 仰卧位，膝关节伸展。屈曲一侧膝关节、髋关节，将脚踩在垫子上。收缩股四头肌，随后抬起对侧腿到髋屈曲 45° 位置，保持 10 秒，慢慢放下腿
    - 进阶到抬腿 30°，然后到只有 15°
    - 在踝关节周围放置重物，以提高股四头肌的阻力
  - 腘绳肌收缩
    - 仰卧或长坐位（膝关节轻微屈曲，放在卷好的毛巾上）；将足跟贴在床面上，尝试屈膝

- 坐于椅子上（膝关节屈曲至关节活动度的中间位置）：足跟用力踩地，同时尝试屈曲膝关节
- ■ 股四头肌和腘绳肌的协同收缩
  - 坐在椅子上（膝关节屈曲至关节活动度的中间位置）：足跟用力踩地，同时主动背伸踝关节

非负重（开链）运动

目的: 强化膝伸肌 **技术**: 短弧（0°~30°）伸膝（如图所示）或全弧伸膝（无图） **注意事项**: 如在前交叉韧带损伤或重建后出现膝关节不稳，应避免在胫骨远端施加阻力	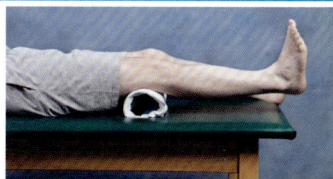
目的: 强化膝屈肌 **技术**: 小腿负重下腘绳肌收缩 - 如果需要，可以提供一个稳定平面来保持平衡 - 抬脚和屈膝，保持髋关节在中立位后伸 - 踝关节负重进行进阶训练 **注意事项**: 如在后交叉韧带损伤或重建后出现膝关节不稳，则应避免此动作	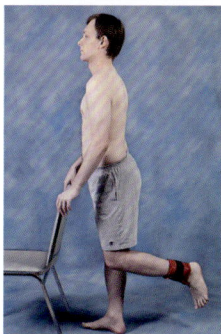

负重（闭链）练习

目的： 提高收缩肌力及膝关节肌肉稳定性

技术： 股四头肌和腘绳肌交替等长收缩

- 患者单腿站立，手扶椅子保持平衡
- 先在患者膝关节前方施加阻力，再在后方施加阻力，同时患者保持膝关节稳定
- 调整手部交替施加阻力的速度，减少语言提示

注意事项： 避免将阻力直接施加在髌骨上

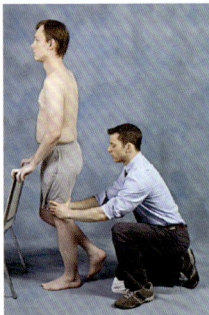

目的： 改善下肢承重时的稳定性与等长收缩肌力

技术： 非承重下肢施加弹性阻力

- 站立腿可以在不同的屈膝角度下进行
- 这项训练同时可以促进承重下肢的平衡能力与本体感觉输入

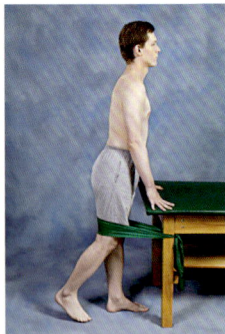

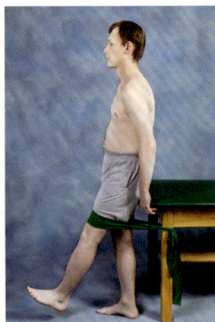

目的： 强化膝屈肌

技术： 坐在轮椅上滑行

- 把足跟放在地面并靠重心前移以拉动身体
- 若想要提升难度，可以让患者在地毯上滑动椅子或围着一个障碍物绕行

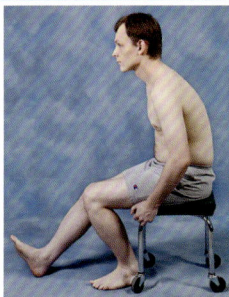

目的： 加强末端伸膝时股四头肌的肌力与肌肉控制能力

技术： 弹性阻力

- 起始体位，膝关节保持 30°~45° 屈曲
- 抵抗弹力带的阻力伸直膝关节
- 保持末端伸膝数秒，然后缓慢放松并让膝关节逐渐屈曲

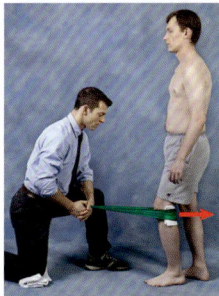

目的： 加强末端伸膝时股四头肌的肌力与肌肉控制功能

技术： 对墙压球

- 利用球来产生阻力
- 伸膝，将把球压向墙面
- 保持膝关节伸直数秒，然后缓慢放松

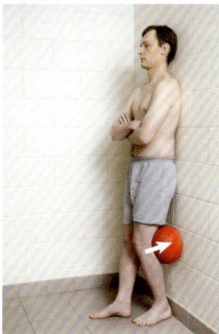

目的: 发展膝关节肌肉向心收缩与离心收缩的肌力与肌肉控制能力（双下肢承重→单侧下肢承重）

技术: 双腿站立，微蹲 • 完成一个半蹲，保持膝关节屈曲姿势，然后缓缓站直 • 下蹲，站起时利用弹力带施加弹性阻力（如图） • 膝关节屈曲或伸展，注意保持在 0°~45° **进阶:** 单腿站立，微蹲 **注意事项:** 避免膝关节屈曲 >60°，以使施加于膝关节韧带上的剪切力及在髌股关节上的压力最小	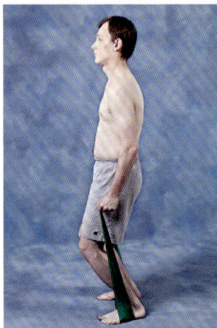

其他蹲起技术:
- 在斜板上微蹲（无图）
- 靠墙深蹲、弓箭步（详情见第 5 章）
- 单腿靠墙深蹲（无图）

技术: 从椅子上站起和坐下 • 先在无弹力带下完成动作，之后再利用弹力带施加阻力（如图） • 降低椅子高度可以提高难度	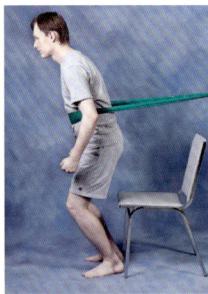

技术：抬起、放下重物

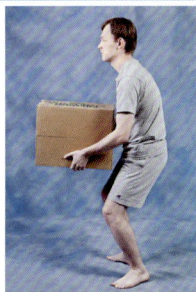

技术：前向、后向、侧向上下台阶
- 从较低台阶开始（5~8cm），然后逐渐增加高度
- 增加阻力（如弹力带、手持重物、配重腰带或背心）

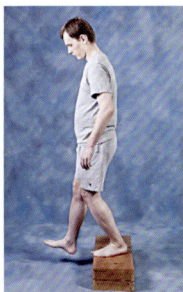

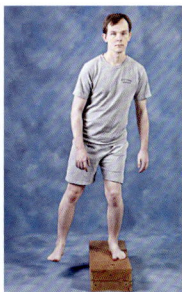

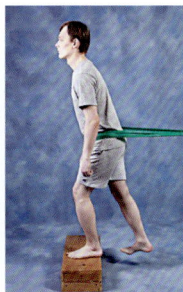

膝关节炎

■ 关节炎（退行性关节疾病）是承重关节最常见的一种疾病
　■ 膝内翻常发生于膝关节炎晚期
　■ 危险因素：体重过重、关节外伤、发育畸形、股四头肌无力、胫骨异常旋转
■ 类风湿关节炎与幼年类风湿关节炎也可引起膝关节退行性改变
　■ 膝内翻普遍发生于晚期

- 创伤后关节炎
  - 关节囊粘连或创伤性关节炎的症状可能是由于软组织损伤（如韧带或半月板）、外科手术或骨折造成的

  注意：下表是通用的风湿性关节炎和类风湿关节炎的管理指南。下述管理指南确定了对于膝关节的干预方法。

膝关节炎：非手术管理
最大保护期

患者表现	干预措施
• 剧烈疼痛和沿关节线及髌骨周围皮温增高 • 关节肿胀（关节渗出，导致屈曲25°） • 肌肉保护，股四头肌反射抑制或无力 • 避痛步态 • ROM 受限 • 制动后僵硬 • 包括平衡、站立及步行在内的负重受限	• 理疗 • Ⅰ级或Ⅱ级关节松动术（前后向，长轴牵引和髌骨滑动（头向和尾向） • 被动到主动 ROM 训练 • 等长训练：股四头肌和腘绳肌 • 患者教育：经常进行 ROM 训练的重要性、低强度等长收缩（股四头肌和腘绳肌）、关节保护、动作改良 • 训练用辅具行走 • 环境改造（升高椅子、洗漱台高度） • 如有长短腿、扁平足、髋肌肌力不足、灵活性失衡，需纠正力线 • 无冲击性运动（水中运动、无阻力功率自行车）

中度保护期 / 运动控制期

患者表现	干预措施
• 休息后疼痛、僵硬，尤其是最初负重时 • ROM 下降、胫股关节活动性下降 • 髌骨滑动范围下降（头向滑动范围下降限制屈膝；髌骨受压可能引起疼痛；头向滑动下降会导致伸肌迟滞） • 关节肿胀疼痛引起的伸肌迟滞，股四头肌反射抑制 • 平衡能力及姿势控制能力受损 • 长时间步行中出现避痛步态 • 受限的功能性活动	• 在无痛范围进行 A-AROM → AROM 训练 • 关节松动术（Ⅲ级、Ⅳ级）和动态关节松动术（从长轴牵引开始；进阶到伸 / 屈运动的前 / 后向滑动；注意事项：在开始牵伸关节囊时需要注意，在牵伸后关节疼痛持续不应超过 4 小时） • 髌骨松动：为髌骨活动做尾向 / 头向滑动 • 牵伸活动受限的组织和肌肉，尤其是腘绳肌和髋屈肌 • 亚极量等长收缩，低负荷的 R-ROM：强化股四头肌的控制和耐力 • 低负荷的闭链运动或负重运动（半蹲、弓箭步、上下台阶） • 平衡训练：部分负重到全负重 • 家庭训练：自我牵伸和低负荷的渐进性抗阻训练激活和增强未被充分利用的髋和膝肌肉；合并入功能性活动中 • 注意事项：若关节症状恶化，需降低运动强度 • 需要时继续使用辅具 • 进行低强度有氧运动（游泳、骑自行车及在耐受范围内行走）

最小保护至无保护期 / 功能恢复期

干预措施
考虑关节炎的潜在后果和可能的长期影响 ● 患者教育：强调力量训练的进阶和灵活性的维持（所有下肢关节或肌肉），以保护关节、改善姿势力线，在安全的负重内继续做平衡训练 ● 如果症状复发，教育患者改变训练并交替进行活动和休息 ● 对于超重患者，考虑介入体重管理 ● 长期使用辅具（拐杖）行走，使用矫形器提供支撑，维持对称，并对生活环境进行改造（升高座椅高度、洗漱台高度） ● 进行低强度的有氧运动项目（在耐受范围内游泳、骑自行车、步行）

膝关节软骨修复：术后情况及注意事项

注意：注意事项取决于伤口尺寸、深度和关节受损的位置，手术修复的类型及相关过程，以及与患者有关的因素（年龄、质量指数、健康史、术后活动水平）。以下的一般性建议基于文献中发表的循证临床实践指导。

- 康复进程的速度
  - 软骨的损伤越严重，恢复的速度越慢，康复要更为谨慎
- 膝关节 ROM
  - PROM 或 A-AROM 训练或者术后 1~2 天持续被动活动
- 负重的注意事项
  - 尽早开始受保护性负重
  - 遵循负重限制
  - 持续时间和负重限制取决于伤口尺寸、损伤部位和修复类型
    - 骨软骨移植、镶嵌式成形术、自体软骨细胞植入术后的受保护负重时间比微创手术更长

第6章 膝关节

- 股骨髁损伤修复术后的受保护负重时间（高于 8~12 周）比髌骨损伤的受保护负重时间更长（4 周以上）
  - 全负重推迟至 8~12 周
- 保护性支具
  - 在术后选择性使用
  - 铰链型支具除了在训练时通常被锁定在完全伸展位
    - 在负重活动期间穿戴 4~6 周
    - 在睡觉时穿戴长达 4 周
  - 可使用减重支具在股骨髁损伤修复后的保护性负重阶段转移患侧的负重
- 恢复功能活动
  - 低强度活动（游泳、骑自行车、溜冰）：6 个月
  - 高强度活动（慢跑、有氧运动）：轻伤 8~9 个月，重伤 9~12 个月
  - 全强度活动（网球、篮球、足球）：12~18 个月

全膝关节置换：术后管理
最大保护期（0~4 周）

患者表现	干预措施
• 术后切口疼痛或触诊压痛，关节肿胀 • 有静脉淤滞、深静脉血栓发生的风险；肺部感染 • 肌卫现象，股四头肌和腘绳肌的反射抑制 • 由于术前失用可能导致髋与膝肌肉的力量下降与萎缩 • 因疼痛和肿胀导致膝关节 ROM 受限 • 术后下肢负重受限，需要用助行器 • 站立平衡能力受损	• 控制疼痛、肿胀：冷疗、加压、抬高 • 呼吸训练：深呼吸、咳嗽 • 深静脉血栓注意事项：踝泵运动；使用弹力袜；抬高患肢 • 患者教育：家庭训练、负重注意事项、出院前训练 • 用助行器或拐杖或膝关节固定器进行平衡、步态训练；若可全范围伸膝且可以承受负重，进阶到使用手杖

患者表现	干预措施
• 功能性活动能力受限（床上活动、转移、行走） • 心肺耐力下降（在体育运动中过早出现疲劳）	• 肌肉训练的设定（亚极量等长收缩）：股四头肌、腘绳肌、髋伸肌、内收肌外展肌（加上神经肌肉电刺激或生物反馈） • A-AROM → AROM 训练：手术侧的膝、髋关节（足跟滑动，俯卧位、仰卧位直腿抬高训练，坐位屈膝，微蹲及靠墙蹲；用助行器部分负重训练） • 当伤口稳定时 I 级或 II 级髌骨向上、向下关节松动术 • 对股四头肌、腘绳肌采用神经肌肉促进和抑制技术以降低肌肉紧张 • 仰卧位重力辅助膝关节伸展；坐位重力辅助膝关节屈曲（把腿悬吊在床边） • 力量训练：躯干、上肢及合理的下肢训练

中度保护期 / 运动控制期 （4~8 周或 12 周）

患者表现	干预措施
• 愈合良好，但切口疼痛 • 少许关节肿胀 • 在运动后有少许术后疼痛及肌肉酸痛 • 膝关节 ROM（≤5°；≥90°）	• 如果直腿抬高时没有伸肌迟滞，夜间及行走时使用不连续的膝关节固定器 • 用手杖行走（楼梯、不平地面） • 改良家庭训练 • 如果髌骨活动受限，行 III 级髌骨松动术

患者表现	干预措施

• 制动后膝关节僵硬
• 控制膝关节肌肉力量不足: MMT 等级为 3/5~4/5
• 术后下肢耐力下降
• 站立平衡能力受损
• 功能性活动过程中心肺耐力下降 (行走距离和速度受限)
• 基本 ADL 独立; IADL 受限
	• 平衡和本体感觉训练,注意负重、膝关节的稳定性、疼痛
	• 低负荷抗阻训练: 躯干、健侧下肢及手术侧下肢,重视末端伸膝、伸髋及髋外展情况
	  - 不同姿势下的开链运动: 小腿负重或轻等级的弹力带
	  - 在承重限制之内的闭链运动: 靠墙蹲、半蹲、坐在带轮子的椅子上向前滑行; 上下楼梯(在术后下肢承重允许范围之内)
	  - 躯干稳定训练
	  - 特定任务的下肢力量训练
	• 低强度的牵伸: 牵伸股四头肌、腘绳肌、髂胫束、腓肠肌,固定式自行车,重点训练膝和髋的屈伸
	• 有氧训练(低强度): 延长行走的距离和提高速度,可使用固定式自行车或上肢测力计

最小保护至无保护期 / 功能恢复期
(8 周或 12 周以上)

患者表现	干预措施
• 轻微疼痛最小化到无疼痛或关节肿胀 • 在任何地面都能用或不用手杖独立行走 • 控制膝关节和髋关节肌肉力量: MMT 等级为 4/5~5/5	• 社区步行(减少手杖的使用) • 继续家庭训练: 牵伸,低强度且有确定目标的抗阻训练

患者表现	干预措施
• 膝关节 ROM：0°~110° 或以上 • 动态平衡功能受损 • 在娱乐和与工作相关的活动中心肺耐力持续受限	• 社区健身项目（3~4 次 / 周）：有氧训练（固定式自行车、游泳、低强度有氧运动）；在术后 4~6 周选择性使用抗阻器械做低至中等强度抗阻训练 • 高阶功能训练（安全的跪站训练） • 渐渐恢复到可做所有活动；全生命周期的预防和活动改良

全膝关节置换术后注意事项

注意：术后 0~6 周遵循全膝关节置换基本要求和标准或常规手术入路要求。

■ 负重限制（外科医生判断）
  ■ 骨水泥固定：在术后立即使用拐杖或助行器可承受负重至 6 周完全负重
  ■ 生物学或非骨水泥固定：外科医生会根据具体手术情况做出相应推荐
    • 术后 1~2 天使用拐杖或助行器可耐受下负重
    • 术后 4~8 周使用助行器或拐杖平足负重
  ■ 过渡到使用手杖，最终由部分负重进展至完全负重
  ■ 延缓无辅助步行或无支持的闭链训练，直到股四头肌和腘绳肌的肌力足以维持膝关节的稳定性，膝主动伸展至正常活动范围
■ 使用膝固定器（适用于某些病例）
  ■ 在晚上维持膝伸直或使用辅具防止手术前膝关节挛缩屈曲
  ■ 在行走时穿戴，直到直腿抬高时不发生伸肌迟滞
■ 体位
  ■ 仰卧位时避免用枕头垫在手术侧膝关节下或在坐位将腿垫高，以降低膝关节挛缩屈曲的风险

- 运动、手法治疗技术
  - 监控膝关节屈曲时外科手术伤口的完好性
    - 观察切口处是否出现张力过大的现象（如有渗出或皮温高）
  - 如果膝关节内外侧的稳定性有问题，延缓侧卧位下的直腿抬高：全膝关节置换 2 周之后及非骨水泥或生物性全膝关节置换 4~6 周后，以避免术后膝关节受内外翻压力
  - 外科医生检查确定允许开始主动低强度 R-ROM 训练的时间，术后可早至 2 周，晚至 3 个月
    - 后交叉韧带切除的全膝关节置换的患者，延缓坐位抗阻屈膝 4~6 周，以降低人工膝关节出现半脱位或错位的风险
  - 胫腓关节松动，以提高膝关节的屈伸活动度，该方法是否合适部分取决于人工膝关节的设计
    - 在开始这些技术前咨询外科医生

膝关节置换术后参与体育运动的建议

- 高度推荐：低关节冲击、低负荷的活动；适当的中度至高强度有规律的有氧训练
  - 固定式自行车
  - 游泳、水中有氧运动
  - 步行
  - 高尔夫（最好是用高尔夫球车）
  - 跳舞
  - 乒乓球
- 推荐：中等关节冲击的活动；如果术前有相关经验，术后可继续开展低至中等强度以下的运动作为娱乐
  - 坐位自行车
  - 快走
  - 低关节冲击的有氧运动
  - 越野滑雪（室内雪道或户外雪道）
  - 乒乓球
  - 网球双打

- 划船
- 保龄球
- 刀冰、直排轮旱冰
- 不推荐：高强度、高冲击性运动；置换的膝关节上的最大受力为膝关节屈曲时的峰值负荷
  - 慢跑、跑步
  - 跳跃活动
  - 篮球
  - 排球
  - 单打网球
  - 棒球、垒球
  - 高强度有氧运动
  - 爬楼梯机
  - 手球、壁球、墙网球
  - 足球
  - 体操、翻滚动作
  - 滑水

髌股关节功能障碍
膝关节前部疼痛的原因

- 直接创伤
- 过度使用
- 错误的髌骨轨迹
- 臀部、膝关节、足、踝软组织长度或力量失衡
- 关节退行性变
- 多种因素所致

患者表现

- 结构和功能障碍
  - 髌后区域、髌腱或髌下脂肪垫疼痛
  - 膝关节摩擦着，膝关节的肿胀或锁定

- 外侧副韧带、髂胫束或髌骨周围软组织活动受限
- 髌骨向内滑动或内侧倾斜活动下降
- 腓肠肌、腘绳肌、股四头肌、阔筋膜张肌紧张
- 髋外展肌、外旋肌和（或）髋伸肌肌力不足
- 负重时下肢力线改变（增加髋内收、内旋和膝外翻）
- 足旋前

■ 活动限制和参与受限
- 上下楼梯、蹲、基本 ADL、工作及社区活动（上下车、坐）疼痛
- 步行、跳跃或跑步时膝关节控制不良
- 长期屈膝姿势（坐或蹲）的耐受能力有限

髌股关节功能障碍：保守治疗管理
最大保护期

■ 理疗、冷疗
■ 休息，柔和的关节活动，股四头肌和腘绳肌放置在无痛体位进行收缩训练
■ 避免加重症状的活动及持续体位（如上下楼梯或长期保持膝关节屈曲坐位）
■ 评估任何导致异常髌骨轨迹的生物力学损伤
■ 用护膝或贴布为膝关节减负及释放压力

中度保护期 / 运动控制期

■ 纠正或改变导致损伤的生物机械应力
- 若存在足外翻症状则使用足矫形器
- 如果疼痛缓解，可使用贴布以改变髌骨活动轨迹
■ 受限组织的灵活性增加
- 膝关节关节松动术：在外侧缘摩擦按摩改善髌骨内滑、内倾活动性

- 牵伸髂胫束
- 家庭训练：教患者自我牵伸腓肠肌、腘绳肌、股四头肌、阔筋膜张肌和其他跨越髋膝及膝踝的双关节肌肉
- 提高功能性控制的肌肉功能
  - 在无痛范围（通过检查判定）做开链运动
    - 股四头肌：股四头肌等长收缩
    - 在多个膝关节屈曲角度下，进行无痛的伸膝等长抗阻
    - 短弧末端伸膝
    - 在无痛范围内渐进抗阻
  - 闭链运动：从小幅度部分承重微蹲开始
    - 在重视肌肉耐力和膝关节屈曲体位控制之下进展到完全负重
    - 引入双边至单边动态练习：靠墙蹲站、弓箭步、上下楼梯，增加患者可以耐受的弹性阻力
  - 如果在下楼或者在做其他任何膝屈曲闭链运动时有膝外翻现象，则要加强髋外展肌和外旋肌

最小保护至无保护期 / 功能恢复期

- 提高肌肉在进阶活动中功能性控制的表现
  - 整合运动再教育及采用合适体位以加强适当的运动策略
  - 为进一步渐进性提升力量及耐力选择负重设备
- 当疼痛缓解时进阶到特定的活动训练
  - 在负重位进行结合平衡及灵活性训练的力量训练
  - 整合模拟功能活动，重点放在髋、膝及踝的控制上
- 为更高需求的活动做准备而进行增强式训练

内侧髌股韧带修复或重建术后管理
最大保护期（0~4周）

患者表现	干预措施
• 术后 1~2 天开始康复 • 存在切口疼痛或触诊压痛 • 明显的术后关节积液，关节积血和深静脉血栓形成的风险增加 • 膝关节 ROM 受限，使用铰链式矫形器锁定 • 肌肉紧张，股四头肌抑制，伸肌迟滞 • 术后患侧躯干、骨盆、臀部无力 • 站立平衡下降	• 冷疗，加压治疗，间歇性抬高术后患肢 • 踝泵运动 • 疼痛调节模式 • 股四头肌、腘绳肌、臀肌等长收缩训练（无痛神经肌肉电刺激或生物反馈） • 用限制关节活动的护具做 PROM → A-AROM → AROM 训练 • 髌骨上下方向关节松动（Ⅰ级、Ⅱ级） • 利用未锁定的护具做部分活动范围的仰卧位足跟滑动 • 用锁定的护具做 4 个方向的直腿抬高（上、下、左、右） • 平衡训练，拄手杖步态训练，利用锁定的伸膝矫形器进行可耐受的重心转移 • 双侧支持小幅度蹲站训练，当能无疼痛负重 50% 时可抬起健侧足 • 低强度牵伸：髋和踝

进阶标准：
- 疼痛、肿胀程度轻微
- 伤口已愈合，无感染症状
- 全范围主动伸膝（没有滞后）；至少屈膝 90°

中度保护期 / 运动控制期（4~8 周）

患者表现	干预措施

• 轻微疼痛、肿胀及炎症表现
• 膝关节 ROM 受限 0° → 90°
• 直腿抬高无伸肌迟滞（6 周）
• 肌力：MMT 等级 3 级，肌耐力较差
• 可依靠支架锁定完全负重，无须额外使用辅具
• 动态平衡较差，完成功能性活动的神经肌肉控制较差
• 心肺功能减弱
	• 低强度的长时间牵伸及 Ⅲ 级关节松动术，以增加 ROM
	• 调整家庭训练计划：包括训练躯干、骨盆及下肢灵活性
	• 加强在负重位上无痛闭链和开链的低负荷渐进式抗阻训练
	  - 闭链：注意下肢适当的力线
	  - 开链：确保没有伸肌迟滞或引起疼痛的关节活动
	• 在手杖辅助下完成平衡、稳定、本体感觉训练，而不需要支架锁定
	• 在完全负重情况下，支具无锁定，使用手杖支撑完成步态训练以矫正步态（如果没有伸肌迟滞，也没有引起疼痛）
	• 有氧训练：穿戴限制关节活动度的辅具骑功率自行车，做水中步行训练与行进训练

进阶标准： • 无肿胀或无伸肌迟滞 • 功能性膝关节 ROM：0° → 135° • 允许完成功能性活动的髋关节与膝关节肌力：健侧下肢的 75%	

最小保护至无保护期/功能恢复期（8~12周及以上）

患者表现	干预措施
• 无疼痛、关节肿胀及压痛 • 无髌骨半脱位征象 • 术侧膝关节肌力达到健侧膝的75% • 关节具有无痛的功能性ROM • 支具解锁完成正常步态 • 在高要求活动下膝关节可能出现不稳 • 双足跳跃、单足跳、远距离步行及奔跑耐受有限	• 加强渐进式抗阻训练 • 社区步行（减少手杖使用） • 家庭训练计划：继续牵伸，低阻力→中等阻力的渐进式阻力训练；过渡到特定任务的进阶式抗阻练习或训练 • 以社区为基础的健身项目：有氧训练（跑步机、功率自行车、游泳、低强度健美操） • 选择性使用阻力设备（蹬踏机、腘绳肌设备）；躯干稳定与平衡活动；基于症状的强化训练和灵活性训练 • 提升工作能力与运动相关活动的能力：工作或娱乐活动中的适当力学调整 • 在运动过程中对症状的自我管理；如有必要，在高难度活动中考虑使用手杖

半月板修复术后的注意事项

注意：这些注意事项也适用于半月板移植后，但进展较慢。

■ 影响康复进度的因素
- ■ 半月板撕裂的程度与位置：受影响的区域及其血供
- ■ 撕裂的模式与复杂程度
- ■ 使用何种手术固定装置进行固定

- 膝关节力线（正常、内翻、外翻）
- 伴或不伴重建或修复的伴随性损伤（韧带、软骨缺损）
- 其他膝关节病理变化（髌股关节功能障碍、关节炎）
- 普遍注意事项
  - 渐进式训练与承重的恢复，中心区半月板修复术比周边区修复术后进展更为缓慢
  - 如果在训练或负重活动下，膝关节有咔哒的感觉，应立即向手术医生报告
    - 可提示修复半月板撕裂

康复阶段的最大保护期（0~4 周）

- 术后应立即开始冷敷、加压、抬高足踝，并做踝泵运动
- 术后第 1 天应立即开始 PROM 训练以减少由于腘绳肌挛缩导致的后侧平移的力；具体操作如下：
  - 开始 PROM 训练
  - 在手杖支撑下完成步态训练
- 开始时要全天（白天与夜间）佩戴支具，将膝关节限定在伸直位，最多佩戴 2 周，随后才逐渐可以开始训练与沐浴
- 逐渐增加膝关节屈曲角度，基于受损位置，最早从术后第 2 天开始，最晚从第 4 周开始
  - 在支架锁定的情况下，完成 A-AROM → AROM 训练（开链），同时限制 AROM 在 0°~90°
  - 在坐位时借助重力完成膝关节屈曲，仰卧位时和用髋屈肌在床上滑动足跟
- 教患者完成 I 级和 II 级的髌骨松动
- 当患者可完成部分负重 / 闭链训练时，用铰链式支具限制膝关节屈曲不超过 45°（微蹲、靠墙蹲及半弓箭步）
- 用上肢功率车来锻炼心肺耐力
- 使修复半月板上的旋转应力最小化
  - 足跟在床上滑动及闭链训练时，保持髋关节在旋转中立位
  - 在站立平衡活动或轴向旋转中以非手术侧下肢为轴进行扭转动作

中度保护期 / 运动控制期（4~6 周至 12 周）

- 当膝关节已经有充分的控制，并且没有伸膝滞后（6~8 周），可以停止使用膝关节支具
  - 步态训练时可以改用手杖或单侧拐杖
- 在此康复阶段时，可以将 ROM 进一步提升至 120°
  - 4~6 周时继续佩戴限制关节活动的支具，范围限制在 60°~70°，这是为了减少在早期康复时由于半月板修复导致的后方平移的力
  - 在第 12 周时，可以进阶至低强度、长时间的牵伸运动来获得完全 ROM
- 当全负重（闭链）训练允许时，发展躯干、骨盆和膝关节的神经肌肉控制，如单侧平衡、部分弓箭步、干扰训练、低强度敏捷性训练
- 髋关节与踝关节的灵活性。如果膝关节可达完全 ROM 且不诱发髋关节屈曲的症状，可牵伸髂胫束和股直肌
  - 限制膝关节 ROM 在 0°~60° 范围内
- 延迟腘绳肌屈腿运动（俯卧位或站立位）及卧蹬的使用至第 8 周
- 继续加强心肺耐力训练
  - 功率自行车、跑步机、步行、水中运动
  - 建议术后 9~12 周再进行越野滑雪或椭圆机训练

最小保护至无保护期 / 功能恢复期（12~16 周及以上）

- **注意事项**：膝关节屈曲角度越大，修复的半月板所受应力也越大
  - 至少 4~6 个月不做特定的训练，如深蹲、弓箭步、扭转或轴向旋转
  - 避免长时间处于全蹲位
  - 5~6 个月后才可以慢跑及跑步
- 开始或进阶力量训练或灵敏性训练来增强肌力及协调能力
- 在训练、工作及体育活动中，尤其要注意躯体及下肢的摆位
- 避免重复、高强度增加膝关节压力和剪切力的娱乐和体育活动

膝关节韧带损伤

损伤的一般机制

- 前交叉韧带：外力或非外力机制引起的损伤
  - 最常见的接触性损伤：膝关节外侧的撞击，产生一个外翻的力
  - 非接触性损伤：踝跖屈或用力伸膝产生使胫骨外旋的力
- 后交叉韧带：膝屈曲时对胫骨前方产生猛烈冲击
- 内侧副韧带：对膝关节施加一个外翻的力
- 外侧副韧带：膝关节创伤性内翻
- "恐怖三联征"：前交叉韧带、内侧副韧带及内侧半月板损伤

患者表现

- 损伤（急性）
  - 损伤后数小时内会产生关节积液；关节理想摆位是成屈曲 25°
  - 如果囊内血管破裂，那么会立即出现关节肿胀
  - Ⅰ级、Ⅱ级损伤的应激性疼痛
  - Ⅲ级损伤会有关节不稳
  - ROM 受限
- 功能受限
  - 急性期时，膝关节无法承重；步行时需要辅具
  - 完全撕裂时，膝关节会因为不稳而产生打软现象
  - 前交叉韧带受损的患者进行长距离步行时：
    - 继发周边软组织（外侧副韧带、后外侧关节囊）过紧
    - 出现股四头肌回避步态；步态支撑相，膝关节屈伸力矩变小

韧带损伤：非手术管理
最大保护期（1~3 周）

- 冷敷、加压和下肢抬高
- 步行时注意保护关节
  - 若能够忍受，可使用腋拐部分负重
  - 保护性支具
  - 安全转移：避免在受伤侧下肢做轴向旋转
- 髌骨关节松动（Ⅰ级、Ⅱ级）
- 运动
  - 股四头肌及腘绳肌收缩练习
  - 直腿抬高及髋关节外展（保护性支具锁定）
  - 肿胀减轻时 A-AROM → AROM 训练

中度保护期 / 运动控制期（3~6 周）

- 佩戴角度限制支具进行训练来增加活动性（仰卧位滑墙训练、髌骨松动、功率自行车）
- 增强膝周肌群肌力及耐力
  - 多角度等长收缩（股四头肌、腘绳肌）；直腿抬高及髋关节内收
    - 如果出现伸膝迟滞，可以使用股四头肌神经肌肉电刺激
  - 开始渐进式阻力训练，开链和闭链抗阻训练，必要时使用保护支具
  - 注意事项：避免使受损韧带受牵拉的关节活动度
    - 前交叉韧带：开链下伸膝末端在腿部远端施加阻力及闭链下膝关节屈曲 60°~90° 深蹲会产生应力
    - 后交叉韧带：开链膝屈曲（腘绳肌弯曲）动作会产生应力
    - 内侧副韧带：开链髋内收动作会产生应力
    - 外侧副韧带：开链髋外展动作会产生应力
- 无辅助装置下行走
  - 继续使用角度限制矫形器直到无伸膝迟滞
  - 到第 5~6 周时可以开始行走或慢跑
- 心肺耐力训练：自行车、滑雪机、水中运动
- 闭链式稳定性、平衡性训练

第 6 章　膝关节

- 低强度，单平面动作
- 加速或减速
■ 5~6 周时开始以技巧为重点的训练

最小保护至无保护期功能恢复期（8~12 周及以上）

■ 推进至开链或闭链渐进式阻力训练（注意事项请参考中度保护期 / 运动控制期）
■ 与稳定和平衡训练相关的神经肌肉控制
- 高强度，多运动平面
- 跳跃、单脚跳、多方向前后迈步
■ 灵活性训练（见第 8 章）
■ 增强心肺耐力（跑步）
■ 针对性的运动及工作训练
■ 在重返运动或工作之前确定是否需要功能性支撑或改良活动

前交叉韧带重建术：加速术后管理与恢复
最大保护期（0~4 周）

患者表现	干预措施
● 疼痛，关节渗出、积血 ● 被动及主动 ROM 下降 ● 髌骨活动性下降 ● 由于反射抑制和肌肉保护引起的股四头肌自主激活下降 ● 术侧髋周肌群肌力减弱 ● 术侧下肢承重受限 ● 站立平衡受损 ● 根据医嘱，佩戴限制范围的铰链支架或膝关节固定支具的时间和锁定方式可能会有所不同	● 根据医嘱，实行冷敷、术侧下肢抬高、踝泵运动、持续被动活动 ● I 级和 II 级髌骨松动 ● 用手杖完成步态、平衡和功能训练，以促使 4 周时可全负重（如可以耐受，由部分负重至完全负重） ● 等长收缩训练促进肌力：股四头肌、腘绳肌，在多角度下完成（可能需要神经肌肉电刺激，以减少股四头肌抑制） ● 仰卧位下辅助完成单平面直腿抬高至在 4 个平面的直腿抬高 ● 重力辅助下膝关节 ROM（无痛范围）训练：增加膝关节伸展范围，如仰卧位足跟支撑或俯卧悬垂 ● 改善膝屈曲范围，如进行仰卧壁滑行、坐位悬垂腿，以减少偏离

患者表现	干预措施
	<ul><li>闭链（部分承重至可耐受承重）：双侧微蹲；站立位下重心转移和末端伸膝；坐在轮式凳上向前或向后滑行</li><li>开链：2~3 周完成坐位伸膝训练（40°~90° 范围内）；站立位腘绳肌屈曲</li><li>躯干及骨盆稳定性训练</li><li>有氧运动：上肢测力计或功率自行车</li></ul>

中度保护期 / 运动控制期（5~10 周）

患者表现	干预措施
<ul><li>膝关节疼痛、膝关节渗出及炎症最小化</li><li>膝关节 PROM：0°~110°；主动膝关节伸展时伸膝迟滞轻微至无</li><li>良好的股四头肌主动激活</li><li>膝周肌群肌力：MMT 等级 3/5+ 级或 4/5 级；术侧股四头肌肌力达到健侧的 60%</li><li>术侧下肢肌耐力减退（耐受长时间站立，但步行减退）</li><li>本体感觉减退</li><li>站立平衡障碍</li><li>不对称步态模式（在无保护支具的情况下可承重耐受），保护支具（若无明显伸膝迟滞可不继续佩戴）；在做运动锻炼或承重训练时，需佩戴功能性支具者，手术医生可能会在术后 6~8 周时开具运动处方</li></ul>	<ul><li>在各种平面上完成步态训练（可耐受承重→完全承重），如果伸膝迟滞持续存在则需要保护性支具及手杖</li></ul>（无锁定支具在跑步机上步行训练以训练对称步态及膝关节控制）<ul><li>改良或继续家庭训练</li><li>如果需要，可以进行Ⅲ级髌骨松动与胫骨关节松动</li><li>渐进式平衡、稳定和本体感觉训练（稳定→不稳定表面及双腿→单腿站立）</li><li>低负荷渐进式抗阻训练：躯干、上肢及术侧下肢（佩戴膝关节支具）<ul><li>开链：注意事项，12 周内避免短弧股四头肌运动（末端伸膝受限），从 45°~30° 至完全伸展</li></ul></li></ul>

患者表现	干预措施
• 不对称坐－站模式，坐下时不使用上肢支撑	- 闭链训练进阶（可耐受承重）：坐位蹬踏训练（膝关节活动度为60°~0°）、站立位滑墙训练（膝关节活动度为0°~60°）、半弓箭步、双腿到单腿半蹲、上下台阶 - 功能性和体育专项下肢力量训练：无上肢辅助的对称坐－站训练、跨越小障碍物、弹力带行走、高速步行训练（在8~10周） • 有氧调节和肌肉耐力训练：功率自行车、游泳、越野滑雪或走楼梯机、步行项目（在8~10周）

最小保护至无保护期／功能恢复期的最低要求（11~24周及以上）

患者表现	干预措施
• 疼痛和关节渗出无增加 • 在所有平面都可以独立步行 • 测试中未见关节不稳（在做高要求运动时，不使用功能性辅具可能会存在膝关节不稳） • 无痛膝关节ROM（被动或主动）：0°~125° • 手术侧髋／膝部肌肉结构的可测量肌力和耐力下降（术侧膝周肌群MMT等级为4/5或5/5级；为健侧膝部肌力的75%）	• 进步前的准备练习：牵拉，低－中负荷，以任务为导向的渐进式抗阻训练 • 以社区为基础的训练项目（3~4周）： - 若医生开具医嘱，则应在训练过程中使用保护性辅具 - 渐进式抗阻训练：选择性地使用抗阻器具；渐进式闭链训练；渐进式开链训练 - 躯干稳定训练与进阶平衡训练 - 有氧调节：跑步机、功率自行车、游泳、长时间步行

患者表现	干预措施
• 对称步态，无上肢支撑下完成坐 – 站 • 长时间站立、反复跳跃、单足跳、远距离步行或慢跑的耐力减退	- 慢跑 / 跑步的进展：加快速度、变向能力、加速 – 减速切换 • 增强式训练（双腿至单腿站立） • 渐进敏捷性训练（第 8 章，交叉跳，专门技能模式） • 以工作或体育锻炼为导向的训练 • 6~9 个月后重返所有活动

前交叉韧带重建术后：术后训练注意事项

- 抗阻训练一般注意事项
  - 腘绳肌腱移植重建后进展比骨 – 髌腱 – 骨移植后更缓慢
  - 腘绳肌腱移植术后膝关节屈伸功能的进展训练要很谨慎
  - 髌腱移植术后要强化膝关节伸肌
- 负重或闭链训练
  - 在伸膝位穿戴好保护支具开始训练（重心转移、足跟 / 足趾抬高）
    - 进一步可以解锁保护支架完成训练（微蹲、半弓箭步）
  - 早期康复阶段：避免在膝关节屈曲 60°~90° 完成闭链下蹲训练
  - 当深蹲时，避免膝关节超过足尖，否则髋关节会向胫骨施加一个剪切力，同时这样会增加前交叉韧带的负荷
  - 推迟单腿站立训练（术侧下肢完全承重）直到膝关节可以达到被动及主动完全伸直的状态
  - 如开具医嘱，可过渡到佩戴功能性支具做进阶承重训练

- 非负重/开链
  - 早期康复阶段：避免在做开链抗阻训练时，伸膝范围从 30°~40° 到完全伸直
  - 加强髋周肌群时，将阻力置于膝关节上方，直到膝关节可以控制稳定
  - 给股四头肌施加阻力时与腘绳肌相比应更谨慎
  - 避免在开链股四头肌训练时在末端伸膝位对胫骨远端施加阻力；选择更近端位置施加阻力

注意：在这个位置和范围内部分股四头肌的收缩会导致胫骨前方最大平移，并且可能在愈合的早期阶段对移植物产生潜在的过度应力。

ACL 重建后恢复高需求活动的标准

注意：以下标准是基于数位专家提供的临床专业知识得出。

- 无膝关节疼痛或关节肿胀
- 完全、主动膝关节 ROM
- 股四头肌肌力：健侧的 85% 以上，或峰值扭矩/体重的 85% 以下范围（在 300°/ 秒和 180°/ 秒下测得）
  - 男性：分别为 40% 和 60%
  - 女性：分别为 30% 和 50%
- 腘绳肌肌力：与健侧相同
- 腘绳肌肌力/股四头肌肌力：大于 70%
- 无术后膝关节不稳（"打软"）
- 单腿站立扭转试验为阴性
- 膝关节稳定性（关节动度计测量）：重建侧和未受伤侧的差距小于 3mm
- 本体感觉测试：100%
- 功能性测试（单脚跳、跳跃、深蹲）：到达健侧腿测量值的 85%
- 关于全面、定量膝关节功能测量工具的可接受的患者 – 报告评分，如国际膝关节文献委员会（the International Knee Documentation Committee Subject Knee Form，IKDC 评分）主观膝关节表

■ 基于标准化结果测量的重返运动情绪准备量表，用于测量心理因素，如运动恐惧或为重返活动而调整情绪

后交叉韧带重建术后：术后运动指南及注意事项

■ 常规指南和注意事项
  ■ 最大程度减少由重力和肌肉收缩引起的胫骨后移
  ■ 重点加强股四头肌，训练腘绳肌肌力时要谨慎
  ■ 避免在做运动和活动时，在胫骨上施加过大的后切力，避免对正在愈合的修补后的后交叉韧带造成潜在损伤

最大保护期（0~8 周）

  ■ 等长收缩：在术后立即在伸膝位佩戴保护支架，然后开始股四头肌收缩训练
  ■ 关节 ROM 训练
    ● 在重力协助体位下开始屈曲膝关节，这样可以使腘绳肌保持放松（例如，在坐位或仰卧位靠墙滑动）
  ■ 负重（闭链）训练
    ● 术侧下肢限制承重（＜50%）8 周
    ● 在伸膝位佩戴保护支具，同时抬双侧提踵 / 跖足跟训练
    ● 在深蹲训练时，避免躯干过度屈曲（过度激活腘绳肌）
  ■ 非负重（开链）训练
    ● 在术后第 1 周，进行仰卧直膝屈髋、俯卧直膝伸髋、健侧卧直膝外展髋和患侧卧直膝内收髋的练习（4-position SLRs）来加强髋周肌群；在伸膝位保持保护支具锁定状态；在膝关节近端施加阻力
    ● 在开始加强腘绳肌前，先开始股四头肌的肌力训练
    ● 延迟开链训练，抗重力或抗自身体重（在俯卧位或站立位）的主动屈膝训练要推迟至 6~12 周

中度保护期（术后 8~12 周）

- 在顺重力体位下继续屈膝训练以保持腘绳肌放松（如在坐位或仰卧位完成靠墙滑动）
- 负重（闭链）训练
  - 如果进阶过程无痛，可以逐渐增加术侧下肢负重（＞50％）
  - 当穿戴的保护支具未锁定时，双侧提踵／踮足跟训练
  - 如果已达成 0°~90° 主动膝关节 ROM，可在支具未锁定下完成闭链训练（微蹲、末端伸膝和半弓箭步）
  - 在深蹲训练过程中，避免躯干过度屈曲（过度激活腘绳肌）
- 非负重（开链）训练
  - 在抗重力或体重下开始开链式主动屈膝训练（即患者体位为俯卧位或站立位）

无保护期功能恢复期的最低标准（12 周后）

- 当进行腘绳肌屈曲抗阻训练时，注意使用低负荷、低组数来减少对后交叉韧带移植物的磨损
- 推迟中至高强度的腘绳肌抗阻训练（如使用腘绳肌弯举器械）至 5~6 个月后
- 避免在行走、慢跑、爬山时下坡
- 当一侧或双侧踝跖屈时，避免做一些包含膝关节屈曲伴快速减速的运动
- 至少要推迟到 9 个月以上重新回归高要求的工作或体育项目
  - 如果是规定，那么在进行高要求运动时要穿戴功能性膝支具

无拐杖行走标准

- 无疼痛或积液
- 可完成完全 ROM 膝伸展同时仰卧位直腿抬高（无伸膝滞后）
- 被动或主动膝关节屈曲 0°~90°
- 股四头肌肌力达到健侧腿的 70％（MMT 等级 4/5 级）
- 无步态偏差

第 7 章 小腿 / 踝 / 足关节

小腿、踝和足关节康复指南

恢复小腿、踝和足关节的功能，需要改善以下方面。

■ 在站立移动时的平衡性、稳定性和耐力，对髋、膝、踝肌肉组织的神经肌肉控制和反应
■ 关节和软组织具有需要的活动性，以达到功能性 ROM
　■ 距小腿关节（以及距下关节）：完成大多数活动需要 25°~50° 的背伸、跖屈范围。正常步行周期则需要 7°~25° 的背伸、跖屈范围
　■ 距下关节：在平坦和（或）不平坦表面行走，需要 22°~12° 的内外翻，38°~34° 外展和内收
　■ 第一跖趾关节：在步行周期末期足跟蹬地时需要伸展 85°
■ 腿、踝和足内在肌和外在肌之间的力量和灵活性的平衡
■ 安全的人体力学、ADL、IADL 和工作、体育运动
■ 心肺耐力

改善关节 ROM 的训练
关节松动

关节滑动方向指南	
生理运动	关节滑动（开链）
距小腿关节 ● 背伸 ● 跖屈	距骨的运动 ● 向后 ● 向前
距下关节 ● 旋后内翻 ● 旋前外翻	关节表面的运动 ● 外侧 ● 内侧
距舟关节 ● 旋后 ● 旋前	舟骨活动 ● 向足底、向内侧 ● 向足背、向外侧

关节滑动方向指南（续）

生理运动	关节滑动（开链）
跖趾关节和趾骨间关节 ● 屈曲 ● 伸展	趾骨的运动 ● 向足底 ● 向足背

目的： 腓骨头半脱位后的复位 **技术：** 在近端胫股关节处滑动腓骨头 ● 用一只手稳定胫骨近端 ● 将另一只手的掌根部放在腓骨近端的后方	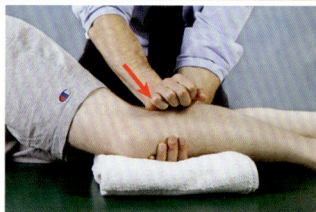
目的： 距小腿关节牵伸 **技术：** 长轴牵伸	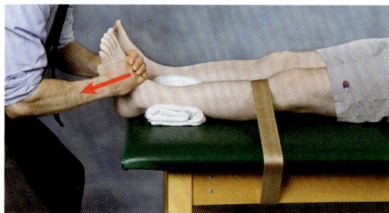
目的： 改善踝关节背伸 **技术：** 向后滑动距骨	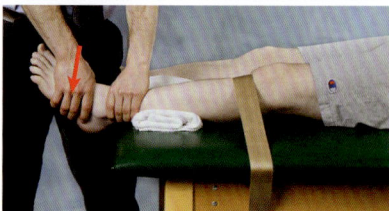

目的： 改善踝关节跖屈 **技术：** 向前滑动距骨	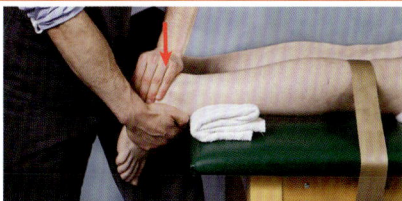
目的： 距下关节牵伸 **技术：** 长轴牵伸 ● 踝背伸同时治疗师用髋顶住患者的足以稳定距骨	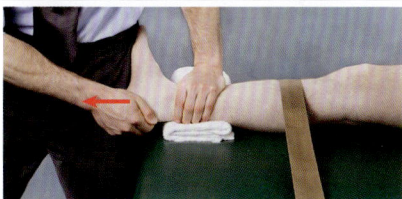
目的： 改善踝关节内翻 **技术：** 向外滑动跟骨 **患者位置：** 侧卧位 ● 踝背伸的同时治疗师用髋顶住患者的足以稳定距骨 ● 垂直于治疗床表面将跟骨向外侧滑动	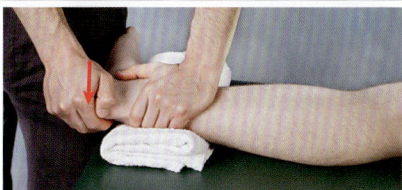
目的： 改善踝关节外翻 **技术：** 向内滑动跟骨 ● 稳定距骨 ● 平行于桌面将跟骨向内侧滑动	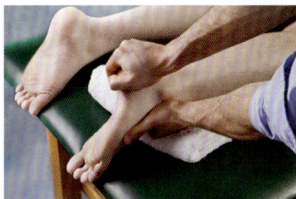

其他关节松动技术（无图）：

- 跗骨间关节——增加足弓以帮助旋后：稳定跗骨近端将跗骨远端向足底滑动，或稳定跗骨远端将跗骨近端向背侧滑行；降低足弓以帮助旋前：稳定跗骨近端，将跗骨远端向背侧滑动
- 跖趾关节：增加步行周期中支撑相末期的伸展，即稳定跖骨头，向背侧滑动近节趾骨

动态关节松动

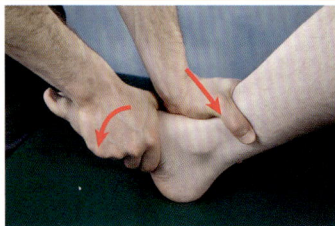

目的：改善踝关节跖屈
技术：

- 患者仰卧，屈曲髋和膝关节；足跟置于治疗床上
- 将胫骨后滑，同时将距骨移动到跖屈曲位

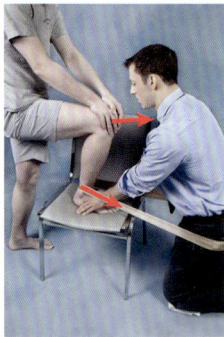

目的：改善踝关节背伸
技术：

- 脚稳定地放在椅子上
- 使用松动带将胫骨向前滑动
- 患者将身体向前移动（弓箭步）以便踝关节背伸

注意：动作不应引起疼痛

牵伸

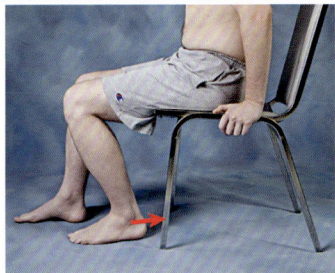

目的： 牵伸比目鱼肌（改善踝关节背伸）

技术：

- 脚向后移动，同时保持足跟在地板上

目的： 牵伸踝关节跖屈肌群（改善踝关节背伸）

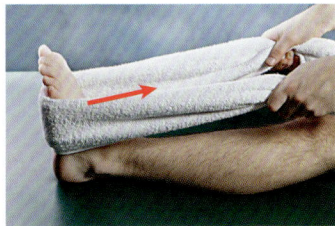

技术： 用毛巾或松动带牵伸跟腱

- 长坐位
- 保持膝关节伸展以牵伸腓肠肌或微曲以牵伸比目鱼肌

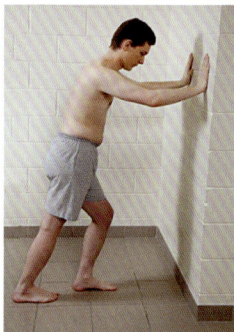

技术： 推壁站立牵伸
- 将足尖略微向内放

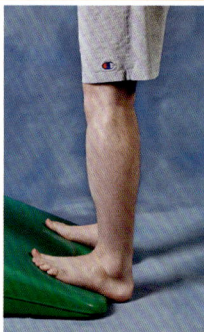

技术： 双侧楔形垫牵伸

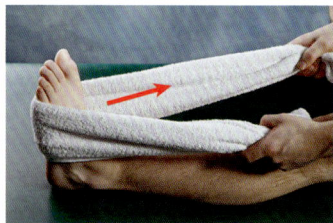

目的： 牵伸足部外侧或内侧结构（分别改善内翻或外翻）

技术： 长坐位毛巾伸展
- 用毛巾包裹住前足
- 拉毛巾内侧端以内翻（如图），拉外侧端以外翻（无图）

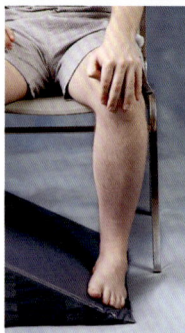

目的： 牵伸足部外侧结构（改善内翻）

技术：
- 踏在楔形垫上
- 稳定腿部，保持中立位，防止髋外展
- 在大腿远端及膝关节上方位置下压，以施加牵伸的力

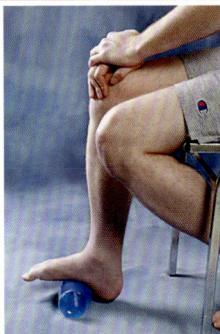

目的: 牵伸足底筋膜

技术: 足底筋膜深层按摩

- 在膝关节施加向下的压力时,将坚固的圆柱体(塑料水瓶或罐子)在足下前后来回滚动

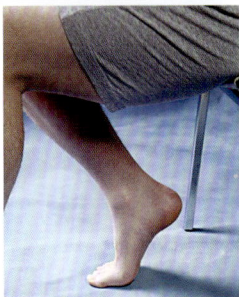

目的: 牵伸趾屈肌群(改善跖趾关节伸展)

技术: 坐位

- 足跟抬离地面,同时保持足趾着地

目的： 牵伸趾屈肌群（改善跖趾关节伸展） **技术：** 站立位 ● 向前迈步，重心转移到前足 ● 抬高后足足跟，同时保持足趾着地	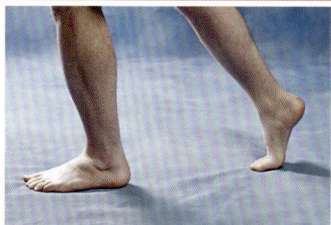
目的： 牵伸趾伸肌群（改善足趾关节屈曲） **技术：** 主动牵伸 ● 站立位或坐在椅子上 ● 将脚放在矮凳或书上，足趾放在边缘 ● 主动屈曲足趾	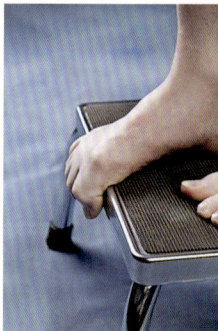

提高肌肉功能的训练

注意： 请参阅第 5、第 6 和第 8 章，了解旨在提高下肢肌肉组织稳定性、力量和爆发力的其他训练。

协调性与神经肌肉控制

目的： 增强足踝肌肉的主动控制和协调运动

技术： 平衡板上的踝关节背伸和跖屈
- 从坐位开始，进阶到站立位

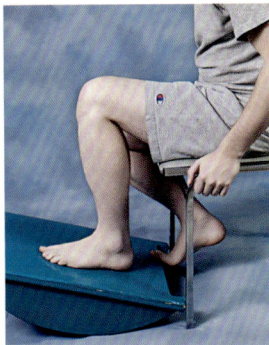

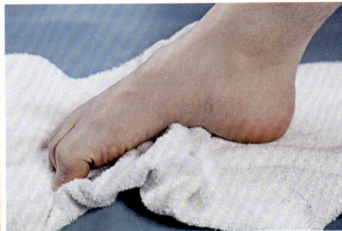

技术： 在地板上抓毛巾或纸巾
- 保持足跟着地
- 屈伸足趾抓揉毛巾

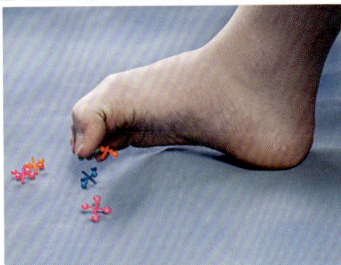

技术： 用足趾捡起小物体
- 用足趾屈曲抓取物体（弹珠、骰子），用足趾把物体放入容器中

其他技术（无图）：

- 用脚在地板上滚球
    - 向前、向后、向侧方滚球
- 在空间中"画"字母
    - 足趾引导踝关节活动
- 内纵弓抬高
    - 坐在地板上或站立位
    - 在试图抬起内侧弓的同时保持前足和后足一直着地
    - 胫骨外旋，同时稳定大腿以防止髋外展

非负重（开链）运动

目的：提高踝关节背伸肌等长力量 **技术**： • 长坐位，将一只脚的足底放在另一只脚的背部 • 尝试背伸踝关节 **其他技术**： • 将足背置于不可移动的物体下并尝试背伸踝关节（无图）	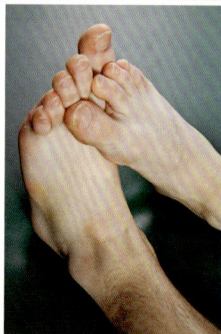
目的：强化踝关节背伸肌的动态力量 **技术**：弹性阻力	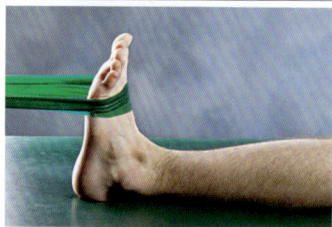

目的：强化踝关节跖屈肌等长力量 **技术**：将足底压在固定物体上（墙、床踏板）	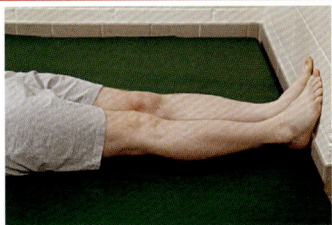
目的：强化足底肌肉的力量 **技术**：弹性阻力	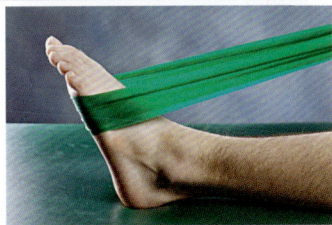
目的：强化外翻肌等长力量 **技术**：双足外侧相互推	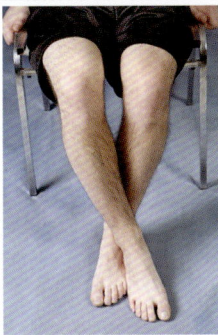

目的：强化足外翻肌的动态力量 技术：弹性阻力 ● 避免髋关节外旋	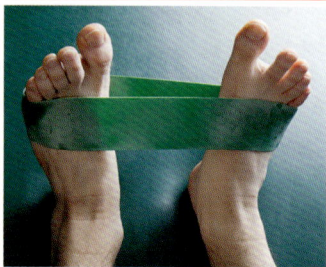
目的：强化内翻和外翻肌的动态力量 技术：滑动毛巾拖拽重物 ● 足跟固定在毛巾上 ● 内翻足向内侧边缘滑动（如图） ● 外翻足向外侧边缘滑动（无图）	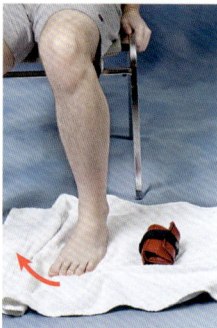
目的：强化趾屈肌的动态肌力 技术：弹性阻力 ● 用前足踩住弹力带 ● 保持弹力带绷紧，伸展足趾，然后屈曲足趾	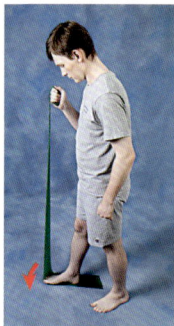

负重（闭链）运动

注意： 所有练习都在站立位下进行，如果需要，可以先在双杠或水池中练习，以降低负重。

参考第 8 章的闭链运动，以强化踝周肌群的力量和控制。

目的： 训练踝部肌肉的稳定能力

技术： 交替等长（双腿和单腿站立位）

- 患者保持双脚的静态位置以抵抗通过木杆传递阻力
- 向前或向后、侧向、顺时针、逆时针和对角线施加交替阻力
- 慢慢开始，随着患者控制力的提高，加快速度
- 双腿站立→单腿站立进阶

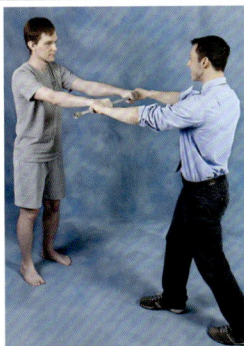

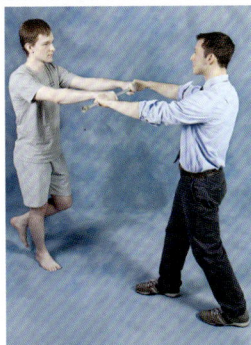

目的：增强踝背伸肌和跖屈肌的动态控制

技术：足跟和足趾支撑跷脚

- 双腿→单腿站立的进阶
- 增加手持物的重量，提升阻力

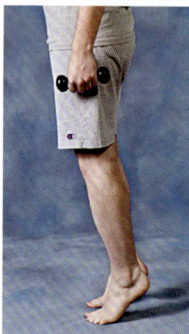

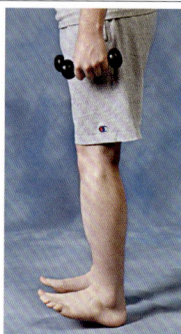

目的：跖屈肌的离心控制

技术：下台阶

- 站在台阶或平台上，降低身体重心
- 通过负重或增加台阶高度来进阶训练

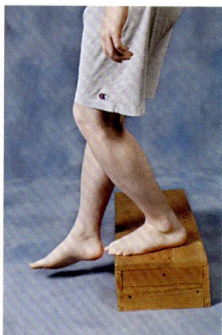

目的：跖屈肌的离心与向心控制

技术：在台阶上降低和抬起足跟，由双侧向单侧进阶

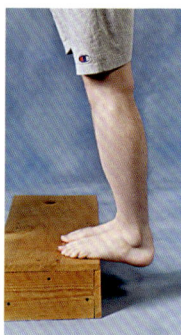

足踝关节炎

- 类风湿关节炎：通常在疾病过程早期影响前足，后期可影响后足；少见影响踝关节
  - 畸形引起负重下疼痛，如𝆏外翻和跖骨头半脱位
  - 肌腱断裂可能发生于慢性炎症和使用类固醇药物的情况下
- 退行性关节病变或创伤：创伤性关节炎导致退行性关节病变常影响踝关节
  - 退行性症状发生在畸形或重复创伤的关节中
  - 原发性骨关节炎在踝关节少见
- 关节囊粘连可能由损伤、手术或骨折后制动引起
- 痛风：症状通常影响第一跖趾关节，在支撑相末期引起疼痛

足踝关节炎中运动受限、步态改变和畸形

急性症状包括肿胀和疼痛，活动受限，尤其是在负重时。当症状为慢性时，活动性下降，关节内活动减少，关节囊终末感僵硬。

- 受限的关节活动
  - 近端和远端胫腓关节：踝关节和距下关节活动受限主要由制动引起
  - 距小腿关节：跖屈受限大于背伸
  - 距下关节和跗横关节：旋后进展性受限
    - 最终，关节固定于旋前位，造成在支撑相末期旋后困难，以及失去"推离"动作
    - 中足关节炎导致的负重位足部疼痛
  - 第一跖趾关节：伸展受限大于屈曲，导致在步行周期支撑相末期受限。由于伸展受限，无法将力传导到跖骨头上，导致支撑相末期的推离能力下降

- 步态和平衡偏差
  - 存在负重时疼痛和无效的推离
  - 错误的感觉反馈、疼痛及肌力下降导致的平衡和姿势控制受损
  - 步行速度和距离下降，需要使用辅具
- 常见的肌肉骨骼系统畸形（由于肌肉失衡、鞋缺陷、创伤、遗传、疾病发展）
  - 踇外翻：踇趾近节趾骨向第二足趾侧方移位；踇囊肿疼痛伴随跖骨头滑囊炎症
  - 踇趾僵直：进展性第一跖趾关节间隙和伸展范围减小；由于支撑相末期错误的力学机制，加重了踇外翻和足旋前
  - 跖骨头近节指骨背侧脱位：跖骨头下脂肪垫向背侧移动导致趾骨疼痛，形成组织损伤和潜在的破溃
  - 爪状趾（跖趾关节过伸，趾骨间关节屈曲）和槌状趾（跖趾关节过伸，近端趾骨间关节屈曲，远端趾骨间关节伸展）：由内在肌和外在肌之间的不平衡引起；鞋的摩擦引起老茧

注意：有关骨关节炎和类风湿关节炎管理的一般指南，请参阅第 1 章。接下来的指南强调了对踝关节、足关节的干预措施。

足踝关节炎：非手术治疗
最大保护期

患者表现	干预措施
<ul><li>急性疼痛，皮温上升，受累关节的关节线处肿胀</li><li>肌卫现象</li><li>ROM 和关节活动性下降</li><li>制动后关节僵硬</li></ul>	<ul><li>理疗（冰敷）、休息、保护关节</li><li>对受累关节进行 I 级或 II 级关节分离或松动</li><li>PROM → AROM 训练：踝关节、距下关节及足趾关节</li></ul>

患者表现	干预措施
• 负重受限，包括站立、平衡及步行 • 避痛步态：支撑相、步幅和蹬伸时间缩短	• 次最大、多角度的等长收缩：背伸/跖屈，内翻/外翻，趾屈曲/伸展 • 评估矫正鞋垫的好处用以纠正活动；行走时使用辅具 • 非冲击性耐力活动（水中运动、非阻力固定式自行车） • 患者教育：每日家庭训练，关节保护，改良活动和 ADL，以减少活动中负重受力和疲劳

中度保护期/运动控制期

患者表现	干预措施
• 休息结束后疼痛和僵硬，特别是刚着地时 • ROM 和关节活动性受限 • 平衡和姿势控制受损 • 行走时间久后步态异常（由于跖屈减少，旋后减少，跖骨头下方疼痛导致在支撑相末期出现无效蹬离；站立时间缩短，单支撑期缩短，步幅减小；长时间步行出现避痛步态） • 功能性活动受限	• Ⅲ级、Ⅳ级关节松动术（关节分离和滑动；腿、踝、中足、前足） • 动态关节松动改善背伸和跖屈注意事项：在关节松动后疼痛不应该持续超过 4 小时，类风湿关节炎患者应谨慎牵伸薄弱组织 • 牵伸活动范围受限的组织或肌肉，特别是腓肠肌和外在的趾伸肌 • 次最大等长训练→低负荷 R-ROM 训练，强化跖屈、旋后和肌肉耐力 • 低负荷，闭链（负重）运动 • 平衡训练：部分负重→全负重 • 家庭训练计划：自我牵伸和 R-ROM 训练（渐进抗阻），目的是刺激和加强未充分使用的下肢肌肉 • 如果需要，继续使用辅助装置和鞋内矫形器 • 进行低强度有氧运动（在可耐受范围内游泳、骑车、步行） • ADL 和 IADL 逐渐进阶；改良活动以保护关节

最小保护至无保护期 / 功能恢复期

干预措施
考虑关节炎潜在的结果以及可能存在的长期影响： • 患者教育：强调肌肉力量的进阶和灵活性的维持（所有下肢肌肉和关节），以保护关节，维持姿势对线，延长安全负重位的平衡活动 • 教会患者如果症状复发应该如何调整运动，以及运动与休息的交替 • 对于超重的人，考虑转介体重管理 • 长时间运用辅助器具（拐杖）来步行；用对称和支持的矫形器；环境改造（地面整洁、使用夜灯、在淋浴间或浴缸中使用安全垫）来避免绊倒、失衡或者滑倒 • 进阶低强度有氧运动（耐受范围内的游泳、骑车、走路）

全踝关节置换：术后管理

注意：术后持续制动和负重限制的时间应根据置换的植入物类型和手术方式而改变，以及遵循手术医生的决定。

最大保护期（0~6周）

患者表现	干预措施
• 踝关节固定在中立位，防止软组织开裂或二次受损 • 存在淤血、深静脉血栓、肺部并发症的风险	• 加压包扎和夹板持续固定至少3~4周，之后使用短腿石膏，然后换成可移除的行走靴或（铰链式）可控制踝关节运动的矫形器（CAM） • 关于深静脉血栓的症状和体征的患者教育

患者表现	干预措施
• 包扎去除后切口压痛 • 踝复合体术后疼痛、肿胀 • 为保护踝关节导致 ROM 受限 • 肌卫现象 • 由于术前失用，髋和膝的肌肉组织可能会无力和萎缩 • 手术侧下肢负重受限（3~4 周部分负重→术后 6 周穿着踝关节固定器全部负重），步行时需要帮助 • 站立平衡受限 • ADL 或 IADL 去除的功能性活动受限	• 肿胀管理：冷敷（当可以去除固定物时），抬高足，足趾 PROM → AROM 训练 • 根据踝关节负重限制，穿着踝部固定装置，使用步行器或拐杖进行步行训练 • 力量训练：手术侧下肢、健侧下肢的髋、膝及上肢力量训练 • 当穿着踝关节固定器时进行踝部肌肉静态肌力训练 • 当去除固定器后患者可以进行训练时（早至 2~3 周，晚至 4~6 周），进行足趾及手术侧的踝关节 AROM 训练（只在无痛范围内做开链跖屈、背伸运动） • 注意：踝关节内翻、外翻和环转运动在术后 6 周才可以进行

中度保护（运动控制）和最小保护至无保护（恢复功能）期（6周及以后）

患者表现	干预措施
• 切口已经完全愈合 • 中等程度疼痛，轻微肿胀 • 手术侧踝关节 ROM 受限 • 在长时间制动或固定后踝关节僵硬 • 手术侧下肢肌肉力量和耐力受损	• 移除行走靴或矫形器进行训练（通常为术后 4~6 周） • 踝关节多平面 AROM 训练（背伸 / 跖屈，内旋 / 外旋，环转，8 字运动，用足趾写字） • 如果背伸受限，轻柔牵伸腓肠肌（毛巾牵伸） • 进阶平衡训练 • 给踝关节肌肉施加轻度弹性阻力，进行多平面等长抗阻、开链抗阻 ROM 训练或渐进式抗阻训练

患者表现	干预措施
• 踝关节本体感觉和站立平衡受损 • 不限制负重；没有踝关节固定器时在手术侧下肢进行可承受的负重或完全负重 • 功能活动逐渐恢复，但心肺耐力受限	• 双侧闭链运动（坐位踝泵运动、靠墙蹲、微蹲、半弓箭步） • 进阶式心肺训练（固定式自行车、跑步机步行、其他低强度娱乐或竞技性活动）

全踝关节置换后活动建议

适合所有患者	适合有运动经验的患者	不推荐
水中健身 游泳 骑车 • 固定式 • 路上 打保龄球 跳舞 椭圆机 爬楼机 高尔夫球 低强度有氧运动 普拉提、瑜伽 步行、快走	网球双打 徒步 滑冰 • 旱冰 • 冰上 滑雪 • 越野 • 速降 下肢抗阻训练 • 自由重量 • 机械 山地自行车	场地运动 • 羽毛球 • 篮球 • 壁球 • 网球单打 • 排球 户外运动 • 美式足球（橄榄球） • 足球 • 长曲棍球 • 棒球/垒球 体操 高强度有氧运动 慢跑、跑步、单板滑雪 滑水

小腿、足跟和足部疼痛：非手术管理

　　由于反复的微细创伤或者非炎性退变造成的过度使用综合征可能会引起肌肉、肌腱疼痛或腿、踝、足滑膜鞘的疼痛。

- 诊断包括肌腱炎、胫骨骨膜炎和足底筋膜炎
- 原因：肥胖引起的生物力学压力增加，错误的下肢力线与足部姿势，肌肉失衡，工作 / 娱乐或运动习惯的改变，错误的训练，地面运动或功能活动中穿着不合适的鞋

患者表现

　　常见的发病诱因是负重位下距下关节过度内旋。

- 结构损伤导致过度旋前
  - 踝关节灵活性过大
  - 神经肌肉控制不足，肌肉柔韧性或力量失衡
  - 长短腿
  - 股骨前倾（femoral anteversion）、胫骨外旋、膝外翻、低足弓
  - 腓肠肌延展性差
- 相关病变及具体症状
  - 肌腱炎、腱鞘炎：当相关肌肉收缩或牵伸时疼痛；肌腱在鞘或管内移动时疼痛
  - 跟腱附着点病变或滑囊炎：足跟跟腱附着点疼痛
  - 足底筋膜炎：距下关节过度内旋，腓肠肌延展性不足或足弓过高引起足跟疼痛；可能发展成跟骨骨刺
  - 胫骨前骨膜炎：过度使用胫骨前侧，与腓肠肌延展性不足、胫骨前肌肌力不足和足旋前有关
  - 胫骨后骨膜炎：过度使用胫骨后侧，与腓肠肌过于紧张，胫后肌无力和足旋前有关

干预措施：最大保护期（1~3 周）

- **休息**：用夹板、控制靴或支持性贴扎制动
- **控制炎症**：冰敷、离子电渗疗法、超声药物透入疗法
- **运动改良**：最小或避免做激惹症状的活动，直到症状减轻
- **横向纤维按摩**：开始只施加温和的压力，压力随症状减轻而加重
  - **肌腱**：将肌腱放在拉长位
  - **肌肉**：将肌肉放在缩短位
  - **筋膜**：在放松状态下深层按压
- **运动**
  - 在无痛姿势下多角度等长运动
  - 在无痛 ROM 内运动

干预措施：中度保护期 / 运动控制期和最小保护至无保护期 / 功能恢复期（3 周 ~6 个月）

- 按摩力度逐渐加强
- 牵伸活动范围受限的结构
  - 牵伸紧张肌肉的肌腱（通常是腓肠肌）
  - 牵伸足底筋膜，防止足底筋膜炎和跟骨骨刺
- 等长抗阻训练，动态强化和肌耐力训练
  - 胫骨骨膜炎：强化受累肌肉肌腱单元，包括离心负荷
  - 足底筋膜及跟骨骨刺：强化足部内在肌群
- 逐渐恢复走、跑、跳或人体工程学调整，防止症状复发
  - 用矫形器以修正关节力学
  - 下肢力线（整条下肢链的长度 / 力量平衡）
- 患者教育
  - 家庭训练计划：ROM 训练、牵伸、负重耐力训练
  - 保护原则：在剧烈运动之前，先做轻度重复热身活动，然后做牵伸运动；根据地面情况下使用适当的足支撑；在高强度训练后留出恢复的时间
  - 足底筋膜炎，在开始负重前先做几分钟提高关节 ROM 的练习（背伸、用足趾写字母）

韧带损伤

韧带损伤的机制如下。

- 距腓前韧带：踝关节受到内翻应力（最常见的踝关节损伤）
- 跟腓韧带：踝关节受到内翻应力，合并距腓前韧带损伤
- 距腓后韧带：大量的内翻应力（最强壮的外侧韧带）
- 下胫腓联合韧带：踝关节的扭转应力导致连结不稳定
- 三角韧带：踝关节受到外翻应力（拉伤较少见，通常导致撕裂或内踝骨折）

患者表现

- 关节积液：通常损伤后几个小时产生，会导致 ROM 下降
- Ⅰ级或Ⅱ级损伤会产生疼痛和压力，Ⅲ级损伤会有关节不稳
- 本体感觉的缺损；感知被动运动的能力下降，平衡受限
- 急性外踝扭伤后，受伤侧和非受伤侧肢体的姿势控制都会受损
- 由于前半脱位或关节连接处距骨活动轨迹受损导致的复发性外踝扭伤会引起踝关节 ROM 下降
- 反射性肌肉抑制
- 可能会导致关节连结处距骨轨迹受损（前半脱位）
- 由于疼痛、不稳定或平衡缺陷需要行走辅助设备
- 步行、在不平坦的地面跑步、快速转身或跳跃时足部安全着地困难；可能经常跌倒

韧带损伤：非手术管理
干预措施：最大保护期（1~3 周）

- 冷敷，加压，抬高下肢
- 提供外部支持（支具、半刚性矫形器、步行靴）
- 温和的关节松动：Ⅰ级与Ⅱ级分离和振荡手法（在背伸位下）

- 运动
  - 踝关节肌肉轻度的等长收缩训练
  - 足趾主动屈伸
  - 在矢状面无疼痛范围内踝关节 PROM → AROM 训练
- 在移动过程中保护关节
  - 在允许范围内使用拐杖部分负重
- 患者教育：ROM 训练，关节保护，了解深静脉血栓症状和体征

干预措施：中度保护期 / 运动控制期（3~6 周）

- 如果身体允许的话，可脱离辅助装置移动；继续借用矫形器维持内外侧稳定
- 用可耐受的力量进行横向纤维按摩
- Ⅱ 级手法关节松动；如果关节背伸或跖屈受限，用 Ⅲ 级关节松动，动态关节松动向后滑动距骨
- 先用毛巾牵伸紧张的肌肉（腓肠肌），后用闭链技术牵伸
- 提高肌肉功能和控制的训练
  - 非负重下 AROM 训练：踝关节、距下关节和跖趾关节（足趾屈曲、写字、抓毛巾）
  - 加强肌肉耐力的开链→闭链运动；佩戴保护性矫形器做闭链运动
- 稳定和平衡训练，平衡板部分负重→全部负重
- 心肺耐力训练（骑自行车、游泳、跑步机跑步；步行计划进阶）

干预措施：最小保护至无保护期 / 功能恢复期（6~8 周及以后）

- 高级开链渐进抗阻训练，运用弹性阻力带
- 高级稳定和平衡训练，利用不稳表面和轻微干扰
- 高级闭链运动（双腿跳、单腿跳、定向弓箭步、进阶至在佩戴防护性矫形器时快速伸缩负荷训练）
- 灵敏性训练（控制扭转、转向、侧向重心转移）

- 高级协调和本体感觉训练，以增强姿势控制和反射反应的自动性
- 继续心肺耐力训练（走、跑、骑车、游泳）
- 针对竞技运动和工作的特定练习
- **注意:** 保护关节——在所有的竞技运动中佩戴矫形器，使用贴扎或护带包裹踝关节，穿合适的鞋

外踝韧带修复或重建: 术后管理
最大保护期（0~6 周）

患者表现	干预措施
• 外踝复合体术后疼痛肿胀 • 外踝切口处压痛 • 踝关节固定在中立位最多 3~6 周，以保护重建软组织 • 肌卫现象 • 踝关节 ROM 受限 • 手术侧下肢负重受限（3~4 周非负重进阶到穿戴固定器部分负重） • ADL、IADL 的功能性活动受限	• 加压衣或夹板连续固定至少 3~4 周，其次是短腿石膏，然后是可拆卸的步行靴或 CAM（铰链）矫形器 • 水肿控制：冰敷（当固定器可以被移除时）抬高足 • 步行训练，先用双拐，后进阶到手杖 • 穿着固定器时做肌肉静力收缩练习 • 可以移除固定器时采用 I 级、II 级关节松动手法松动踝关节 • 力量训练：髋和膝 • **注意:** 手术侧踝关节的 ROM 训练通常在术后 4~6 周不被允许［注释：取决于修复或重建手术的类型，在无痛和保护性活动范围内的 AROM 训练（背伸、跖屈各 10°）可能在术后 2~3 周被允许］

中度保护期 / 运动控制期（6~10 周）

患者表现	干预措施
• 切口已经完全愈合 • 中等程度疼痛，轻微肿胀 • 手术侧踝关节 AROM 和 PROM 受限 • 手术侧下肢肌肉力量和耐力受损 • 踝关节本体感觉和站立平衡受损 • 手术侧下肢负重耐受受限 • 穿短腿步行靴（控制踝关节活动）进行受限的步行（可耐受负重），逐步进阶到全负重且不使用步行靴或矫形器 • 功能活动所需的心肺耐力受限	• 移除步行靴或矫形器以便运动（一般在术后 4~6 周） • 踝关节多维等长训练：长坐位或坐在椅子上 • 踝关节多平面 AROM 训练（背伸或跖屈、内旋或外旋、环转、8 字运动、用足写字） • 平衡训练 • 给踝关节肌肉施加轻度弹性阻力，进行多平面等负荷抗阻，开链抗阻关节活动 / 渐进式抗阻：强化外翻肌而不是内翻肌 • 双侧闭链运动（坐位踝泵运动、靠墙蹲、微蹲、弓箭步迈步）（注意：小心进阶至站立位提踵，跖屈时踝关节侧方稳定性最差） • 踝关节低强度自我牵伸：长坐位下用毛巾牵伸或坐位足放在平衡板上（注意：延迟站立位踝关节牵伸，以避免或尽量减少对踝关节产生的地面反作用力） • Ⅲ 级关节松动：需要时松动踝关节和胫腓关节 • 进阶心肺训练（骑固定自行车、跑步机步行、水中跳跃）

患者表现	干预措施
• 切口愈合很好 • 正常或接近正常的无痛 ROM • 长时间制动引起踝关节僵硬 • 手术侧下肢肌肉力量和耐力受限 　（常见踝关节外翻肌群无力） • 在不稳定平面单腿平衡受损 • 在不稳定地面移动困难 • 灵敏性受损 • 高强度活动耐受受限	• 下肢渐进抗阻（工作或竞技运动特 　定的力量、耐力训练；等速训练） • 闭链运动进阶（三向弓箭步、迈步 　或上下台阶） • 高级平衡和灵敏性训练（平衡板、 　小型蹦床、交叉步、侧移、侧向滑 　动、旋转、急停） • 快速伸缩负荷训练（跳、跃） • 如有需要，在不影响踝关节稳定性 　的情况下（站立时牵伸踝关节）， 　继续自我牵伸和关节松动 • 心肺训练项目进阶 • 患者教育：防止再次受伤（见下文）

踝关节外侧韧带修复：与术后活动相关的注意事项

　　减少二次损伤的风险。

■ 如果可以的话，进行患者活动纠正；参加低强度运动（游泳、骑车、低强度有氧运动、越野滑雪）
■ 或避免冲击运动（篮球、排球），需要急停、急始、急转的运动（网球、足球）或在不平地面上移动的运动
■ 如果涉及踝关节高损伤风险的活动
　■ 参加赛季前的损伤预防计划，包括渐进的本体感觉和快速伸缩负荷训练；在整个运动赛季持续进行训练
　■ 穿戴规定的矫形装置（功能马镫支具或夹板）以保护踝关节内、外侧稳定

急性跟腱断裂（开放/修复）术后管理——早期负重/ROM技术

术后阶段	技术和固定的位置	负重和移动建议	运动建议
术后第1周	• 加压袜 • 步行靴设置成20°马蹄足或CAM矫形器跟制背伸为–20° • 全天都穿戴矫形器 • 木后几天去除矫正器以进行伤口护理	• 手术侧下肢非负重或轻触地（按照医生要求） • 踝关节固定时使用用拐杖行走	• 手术侧髋、膝、足趾的AROM训练 • 保护范围内踝关节背伸、跖屈AROM训练（有或无夹板），可因疼痛而受限（可能会延迟到第2周） • 在疼痛限制下固定时踝部肌肉静力练习 • 力量训练：上肢和受伤的下肢 • 上肢肌力测试以准备心肺训练
2~4周	• CAM矫形器允许跖屈，限制背伸至–20°	• 穿戴矫形器在可耐受范围内逐渐增加负重 • 可耐受范围内，用腋拐→手杖移动	• AROM训练：在保护范围内开始背伸（坐位或仰卧位） • 踝关节关节松动（休息位） • 非负重轻柔牵伸以增加背伸，膝关节微屈，在保护活动范围内 • 等长训练：踝关节中立位（背伸、内翻、外翻）；直到木后4周才可以做跖屈

术后阶段	技术和固定的位置	负重和移动建议	运动建议
4~6 周	• CAM 矫形器允许跖屈，背伸限制在 -10°（第 4 周）和 0°（第 5 周）	• 穿戴矫形器部分负重 • 如果负重无疼痛则逐渐脱离手杖	• 不穿戴矫形器在跖屈足主动内翻或外翻 • 穿戴矫形器闭链运动（双腿站立）（强调跖站立）增腓肠肌的离心负荷）（6 周） • 无痛则进行踝关节开链渐进抗阻训练（中等强度弹力带） • 稳定平面的平衡训练（双腿站立）：偏戴矫形器 • 坐位平衡板负重牵伸 • 需要时，使用关节松动 III 级手法 • 步行训练：强化对称 • 不穿戴矫形器骑固定自行车
6~8 周	• CAM 矫形器允许跖屈，限制背伸到 10°（6 周） • 停止偏戴 CAM，改成 1~1.5cm 双侧足跟垫高（7 周）	• 足跟垫高 1~1.5cm 并且全部负重，如果无疼痛再增加 10° 的背伸	• AROM 训练→10° 背伸 • 6 周后自我牵伸增加背伸（双侧负重）：靠墙、站在楔形垫上，限制在 10° 以内 • 如果需要，使用关节松动 III 级手法 • 双侧闭链运动和平衡训练：稳定→不稳定平面

第 7 章 小腿/踝/足关节损伤

术后阶段	技术和固定的位置	负重和移动建议	运动建议
6~8周			● 走或跑和低强度的水中快速伸缩负荷训练（水深齐胸→水深齐腰）。注意：至少16周才可以进行陆上跳跃、单腿跳或变向运动 ● 去除矫形器，但需穿带跟的鞋（将足跟抬起），在跑步机或户外步行：平坦表面→轻度上下斜坡（强调对称）
8周后	● 10周开始停止穿足跟垫 ● 参与高强度活动要佩戴功能性支撑物	● 没有负重限制 ● 在任意表面都可以移动	● 闭链力量训练：单腿提踵/在台阶的边缘下降（10~12周） ● 如果无痛开始快速伸缩负荷训练（12周） ● 进阶跑步项目 ● 灵敏性训练（12~16周） ● 体育相关训练（16周） ● 患者教育，以减少二次损伤风险

跟腱断裂（开放性重建）术后注意事项

注意：注意事项适用于早期负重和关节活动度和术后康复的常规技术。

- **整体注意事项**
  - 在腓肠肌、修复跟腱和伤口处施加高负荷（牵伸或抗阻）的运动均需逐渐进阶
  - 直到患侧下肢可以无痛部分负重时进行术后单腿负重
- **牵伸练习**
  - 从第 3 周开始在保护范围内的背伸 AROM 训练
  - 由负重位开始牵伸增加背伸范围（长坐位毛巾牵伸或坐位足放在平衡板上牵伸）
  - 限制背伸到 10° 直到术后 8 周，在 12 周时进展为双侧对称（全范围背伸）
  - 开始时坐位负重牵伸，然后双腿站立，之后单腿站立
  - 直到术后康复高级阶段才可以单腿站立牵伸或把足跟置于台阶边缘牵伸（12 周）
- **抗阻训练**
  - 在开始闭链力量训练之前，先对踝关节或足部肌肉进行开链力量训练（使用弹性阻力）
    - 强调腓肠肌控制、离心强化；负荷逐渐增加
  - 坐位闭链强化训练（提踵降踵）
  - 当进步到站立提踵降踵时，逐渐增加身体重力阻力：
    - 在单腿提踵降踵之前先做双腿练习（10~12 周）
    - 在进行台阶边缘训练之前，先在平坦的地面上进行提踵降踵练习
- **快速伸缩负荷训练、灵敏性训练、运动特异性训练**
  - 在跑步机上走或跑，开始是水平面，逐渐过渡到上斜面
  - 在水池中开始快速伸缩负荷训练（水深齐胸→水深齐腰）

- 以正确的着陆技术为重点，开始双侧着地的快速伸缩负荷训练。当达到正确的关节力线和减速控制时，进阶到单腿活动
- 将需要快速加速和（或）高速、可控减速（双腿跳、单腿跳、变向、冲刺）着地、高冲击性活动推迟到 12 周后开始；当患者实现以下目标时，进阶须谨慎：
  - 有或无辅助器具无痛行走和正常步态
  - 可在正常 ROM 内无痛背伸，双侧相同
  - 完成 5 个单足提踵，每次高度大于最大上升高度的 90%
- 为了最小化在康复进阶阶段再次损伤的风险，在高速度、高强度运动中穿戴功能性踝支具或鞋垫

第 8 章 平衡训练

平衡训练

平衡控制中的关键概念

■ 平衡：复杂的运动控制任务，包括如下：
  ■ 检测和整合感觉信息，评估身体在空间的位置和运动
  ■ 在环境和任务中，产生恰当的神经肌肉骨骼系统反应以控制身体的位置
■ 平衡控制的组成
  ■ 感觉输入：从三大整合系统感知身体的位置、运动
    ● 视觉系统——头部的位置、方向，头部运动的方向、速度
    ● 本体感觉系统——身体某部位与其他部位的相对位置，与支持面的位置关系和运动。输入来自：
      – 肌肉本体感受器，感知肌肉长度和张力
      – 关节感受器，感知关节位置，运动及压力
      – 皮肤机械感受器，感知振动，轻触觉，深压觉，皮肤延展
    ● 前庭系统——头部随重力、惯性力的位置、运动，输入来自：
      – 半规管，检测头部的角加速度
      – 耳石中的椭圆囊、球囊，检测相对于重力的线加速度和头部位置
  ■ 感觉运动整合：在基底节、小脑或辅助运动区处理感觉信息
  ■ 生物力学和运动输出：肌肉骨骼、神经肌肉系统在运动输出中的作用
    ● 肌肉骨骼系统：重心与支撑面的关系，受姿势、ROM 和肌力影响
    ● 神经肌肉系统：动作协调及疼痛对稳定性的影响

- 与老化相关的平衡缺损
  - 所有感觉系统（本体感觉、视觉和前庭觉）衰退
  - 信息处理的所有阶段（感觉处理、感觉运动整合、运动输出）衰退
  - 如果来自超过一个系统的感觉输入下降，则用以维持平衡的能力下降

平衡控制的运动策略

- 踝策略（前、后平面）
  - 站立在坚硬、稳定的平面时，踝跖屈或背伸以应对微小的前/后平面干扰
  - 肌肉激活：远端→近端
    - 前方不稳定主要激活腓肠肌、部分腘绳肌→脊旁肌
    - 后方不稳定主要激活胫骨前肌、部分股四头肌→腹肌
- 重心移动策略（侧方平面）
  - 将身体的重量从一腿移动到另一腿以作为向左或向右位移的反应
  - 肌肉激活：近端→远端
    - 主要是髋外展肌和内收肌
    - 踝内翻、踝外翻肌群
- 髋策略
  - 髋屈曲或伸展以应对快速大幅度前、后平面干扰，特别是当站在狭窄、移动或不平的表面上时
  - 肌肉激活：近端→远端
    - 前向身体摇晃激活腹肌→股四头肌→胫骨前肌
    - 后向身体摇晃激活脊旁肌→腘绳肌→腓肠肌
- 悬浮策略
  - 快速屈膝，导致屈髋、踝背伸以降低身体重心，保持平衡
  - 经常与踝策略或重心移动策略相伴发生
- 跨步策略
  - 向前或向后跨一步以扩大支撑面，应对大幅度快速、超出身体稳定限度的干扰

平衡控制分类和干预措施举例

平衡分类	干预措施
静态：在不同平面、视觉、位移条件下维持不同姿势或位置的能力	• 不同姿势 • 不同支持平面 • 不同视觉信号 • 加入外界负荷
动态：从一个位置移动到另一个位置时，进行必要的姿势调整以维持平衡的能力	• 移动支持平面 • 移动头、躯干、手臂和腿 • 进行姿势变换和运动性活动
预期性（前馈）： 自动的姿势调整以抵消预期姿势干扰的能力	• 够物 • 抛接 • 踢腿 • 抬举 • 跨越障碍
反应性（反馈）： 应对外界平衡干扰（小 / 大，慢 / 快，预期性 / 非预期性）的能力	• 手动干扰平衡 • 移动支持面 • 使用不稳定支持面 • 加入外界推力或拉力

平衡训练的注意事项

■ 安全性
  ■ 进行挑战平衡的活动时，使用步行带
  ■ 如果可能，在靠近扶手或平行杆内训练平衡
  ■ 在稳定的极限内训练姿势摆动，需要时改善环境或使用辅具
  ■ 对于有高跌倒风险的患者，需多人看护
■ 健康因素
  ■ 视觉减退：安排定期眼科检查或眼镜调整；行走或上楼梯时避免使用双焦点眼镜；在强光下戴帽子和太阳镜；夜间在照明良好的区域行走

- ■ 感觉缺损：当走在软地毯或不平地面时格外注意；穿结实的橡胶低跟鞋
- ■ 用药情况：注意可能导致患者眩晕及跌倒风险增加的药物的使用（镇静剂、抗抑郁药、血压调节药物）
  - 安眠药：在夜间使用洗手间时需要格外小心
- ■ 医学检查：安排规律的医学检查，包括血常规，控制血糖、血脂等
  - 有眩晕症状应求医
- ■ 环境因素
  - ■ 评估不利于保持平衡的环境：不平的路面、斜坡
  - ■ 环境改良：在家中安装扶手杆或楼梯扶手，移走地毯
  - ■ 使用辅具及外界支持以代偿缺损的平衡能力

平衡训练的一般考量因素

- ■ 感觉统合考量
  - ■ 改变或减少视觉输入：闭眼、戴棱镜、移动眼，在平衡任务时大声阅读
  - ■ 改变或减少本体感觉输入：狭窄的支持面、站在泡沫板上、站在倾斜木板上
- ■ 特异性任务考量
  - ■ 在动态平衡任务中整合功能元素
  - ■ 平衡改善时，增加任务的数量和复杂性
- ■ 肌肉骨骼系统考量
  - ■ 牵伸：充分提高活动性，以便能够在支持面上调整对位对线
  - ■ 力量和姿势感知觉训练：提高充分的力量和姿势感知觉，以便能够在支持面上稳定躯干和保持平衡

平衡训练进阶的参数

参数	进阶
直立姿势	• 坐位→跪位→站位
支持面	• 坐位：足在地面→抬离地面 • 站位：宽→窄基底（双腿站→双足前后串联站→单腿站）
支撑平面	• 固定、坚硬、平坦（地面）→不稳定、柔软、不平坦（球、泡沫、沙、碎石、平衡板、滑板）
视觉讯息	• 睁眼→闭眼
附属运动	• 头、躯干运动 • 小幅度→大幅度上肢或下肢运动 • 非抗阻→抗阻
干扰	• 预期性→非预期性 • 小→大幅度 • 低→高速度
环境	• 封闭环境（不移动）→开放环境（移动）
功能任务	• 简单→复杂任务和单一→多重任务整合入平衡训练

平衡训练：坐位和跪位

目标： 坐在稳定平面进行平衡训练
技术： 够物时在稳定平面上保持坐位平衡
• 侧向或向头上方够物

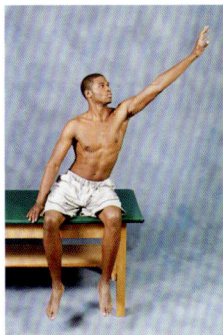

目标： 坐在不稳定平面够物，进行坐位平衡训练

技术： 侧向够物，两侧均进行	**技术：** 双手同时侧向和背后够物；旋转躯干
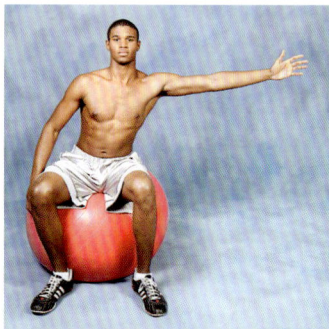	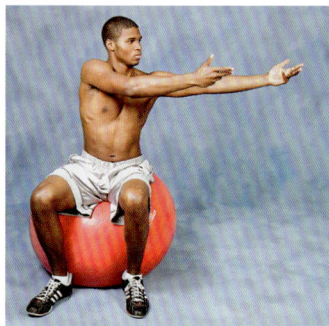
技术： 抬起一侧腿或手臂下坐位平衡训练 • 交替抬起两侧的腿和手臂（无图） • 同时抬起对侧的手臂和腿 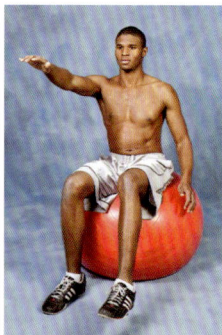	**技术：** 上肢抗阻运动下坐位平衡训练 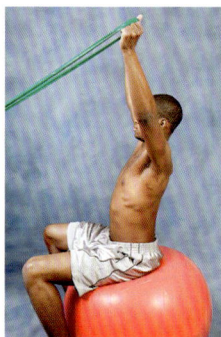

目标： 在稳定和不稳定平面上跪位进行平衡训练

技术： 半跪位下平衡训练

- 在不同方向上够物

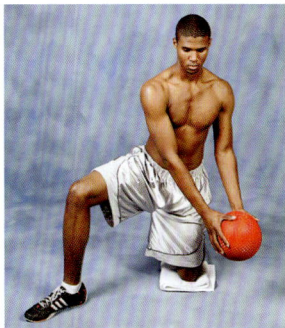

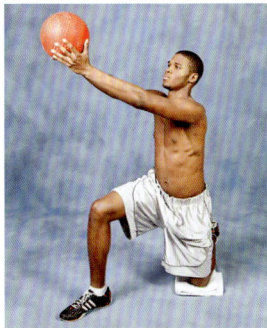

技术： 在稳定平面高跪位下平衡训练

- 投球和接球

其他技术：（无图）

- 在不同方向上够触物体或目标
- 跪在不稳定平面上（泡沫轴或平衡板）
- 转换高跪位→半跪位；两侧交替

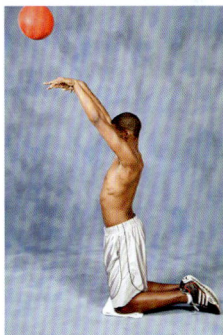

平衡训练：站立位

目标： 这一部分的运动和动作用于训练双足站立在稳定平面上的平衡

技术： 干扰平衡活动——双脚站立位

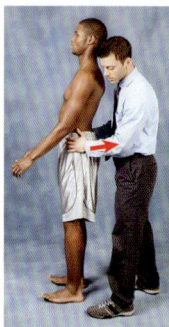

- 微小扰动以诱发踝策略

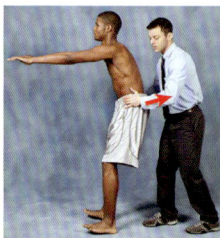

- 中等扰动以诱发髋策略

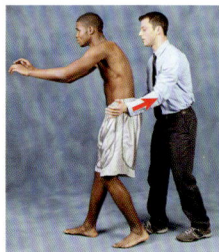

- 大幅扰动以诱发跨步策略

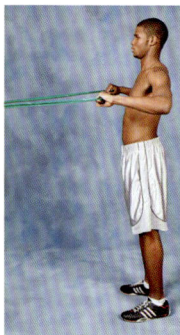

技术： 当移动头部和手臂时稳定平面上的站立位平衡（双脚站立）训练
- 上肢抵抗弹性阻力进行运动
- 抛接球（无图）

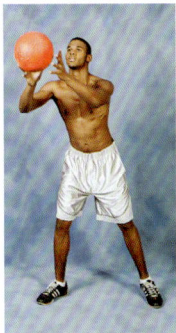	**技术**：侧向弓步接球 ● 向患者一侧最大伸手范围抛球
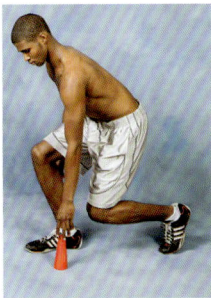	**技术**：弯腰和侧屈从地板捡物 ● 在地板不同位置放置小物品
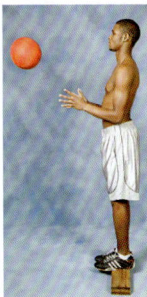	**技术**：在稳定但狭长的平面上（双脚 　　站立）保持平衡 ● 抛接球 ● 上肢抗阻运动（无图）

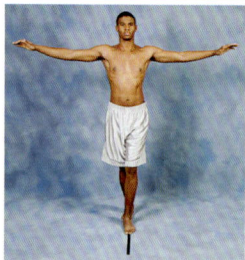

技术： 在稳定但狭窄的平面（地板上的平衡线），双足前后串联站立保持平衡

- 前方足跟接触后方足趾，保持平衡（向一侧转头；睁眼→闭眼）
- 抛接球（无图）

目标： 在稳定平面单脚站立姿势下进行平衡训练

技术： 治疗师拉弹力带以干扰平衡

- 足尖站立可增加难度

技术： 用足趾以时钟模式触碰地板，保持平衡

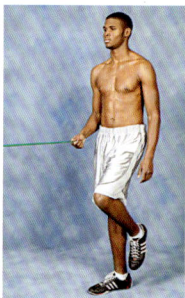

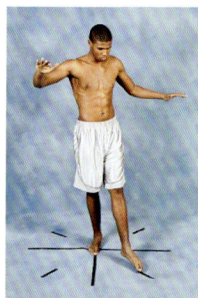

技术： 旋转躯干够物时保持平衡	**技术：** 躯干旋转并上肢以对角线模式 运动抵抗弹力带阻力时保持平衡
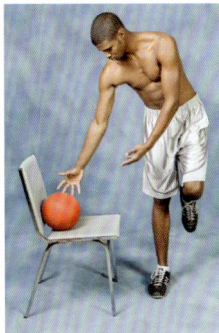	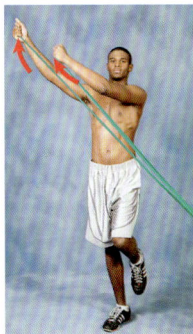
技术： 同时进行非负重侧下肢踢腿运 动和上肢抗阻运动，保持平衡	**技术：** 髋关节屈曲，以"溜冰"姿势 保持平衡 ● 向地面够物以增加难度
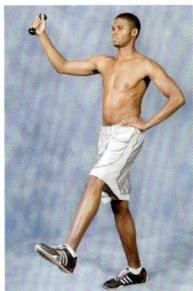	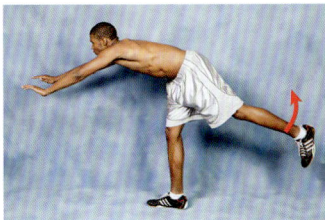

其他技术： 单脚站在稳定平面（无图）

- 踢球
- 以一侧下肢保持平衡，同时另一侧髋部屈曲、伸展、外展以及内收抗阻运动
- 不使用扶手，缓慢上下楼梯保持平衡

目标： 双脚站在不稳定平面上进行平衡训练

- 不稳定平面包括厚泡沫垫、平衡板或摇晃板、泡沫轴、小弹簧垫、碎石、沙子

技术： 在平衡板上直立站立	**技术：** 在平衡板上蹲下并回到站立位
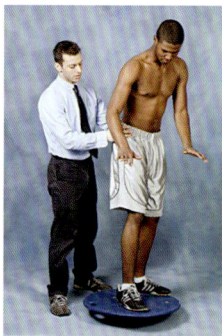	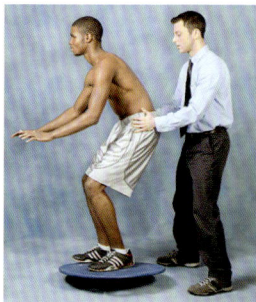

技术：站在两个平衡垫上保持平衡	技术：在两个平衡垫上保持平衡，同时进行交替抗阻上肢运动 ● 抛接重物球以增加难度（无图）
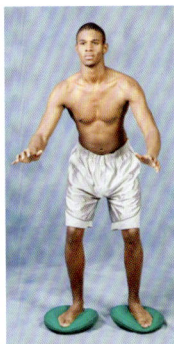	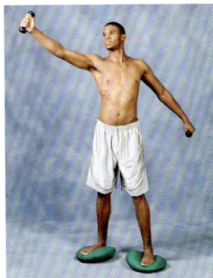
技术：站在泡沫轴上以冲浪姿势保持平衡（在站立位和蹲位移动转换）	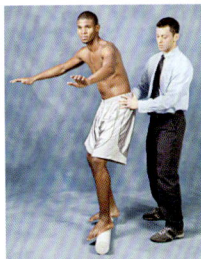
目标：单脚站在不稳定平面上进行平衡训练	

技术：平衡板上单脚站立平衡训练	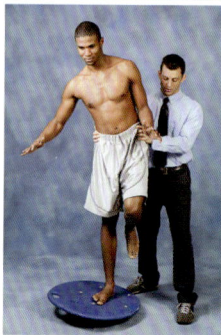
技术：在软垫上单脚站立平衡 ● 屈曲和伸展承重侧膝关节 ● 抛接重物球以增加难度（无图）	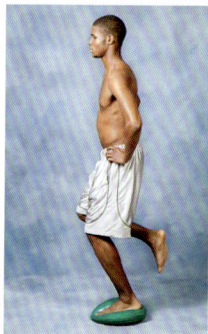
技术：在软垫上以冲浪姿势单脚站 　　　立平衡训练	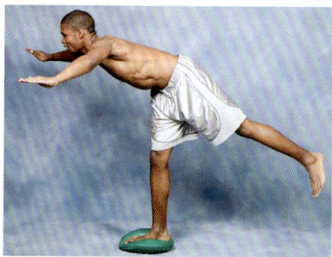

平衡训练：步行及环境挑战

目标： 建立平衡反应，以便能够在环境中或不可预期表面上行走时可以保持稳定和恢复平衡

技术： 行进和步行活动（无图）

- 向前、向后行进：睁眼→闭眼
- 沿直线行走，将头转向一侧
- 变速行走
- 行走的同时完成认知任务
- 足尖行走
- 沿着地板上直线双脚一前一后行走
- 以地板上直线为轴，扭转行走前进

技术： 交叉步行走（两腿交叉行走）	**技术：** 高抬步跨越和绕过地面上的圆锥（向前走、侧向走或倒走） - 加快速度以进阶
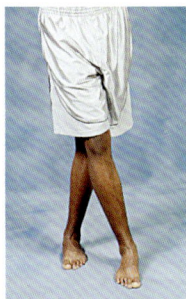	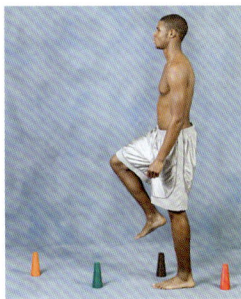

技术：从平台跳下→跳到平台上→停	技术：从平台一侧跳下→侧跳到平台上→停
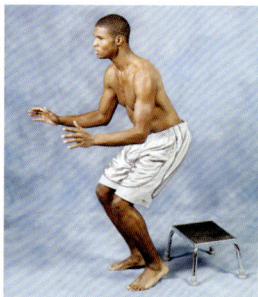	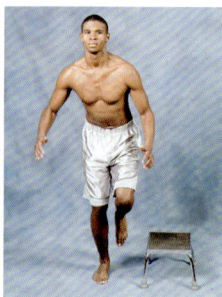

快速伸缩负荷训练（伸展－缩短训练）
定义和特征

- 定义：一系列高速高强度的离心和向心抗阻收缩运动，通过在功能性活动中产生的反应力来提高力量、爆发力和协调性
- 特征
  - 包含利用快速的离心收缩使肌肉牵伸拉长（牵伸期），紧接着是相同肌肉爆发性地向反方向向心收缩（短缩期）
    - 在肌肉牵伸期和短缩期之间的短暂时间称为偿还期（amortization phase）
  - 使用功能性和具体任务导向的运动模式
  - 阻力的来源：身体重量或外在负荷（弹力带或弹力管、重力球、重力背心）

指南和进阶

- 在康复进程中的进展期开始快速伸缩负荷训练，为高要求的职业、娱乐或运动相关的活动做准备
- 练习应快速并保证安全
  - 减少离心和向心收缩之间的偿还期
- 逐渐增加阻力，但不要放慢动作速度
- 活动从双侧进阶到单侧
- 在能够保持正确模式的情况下增加活动的重复次数
- 在训练过程中逐渐增加快速伸缩负荷训练的次数及种类
- 在增加阻力强度或跳跃的高度前，增加重复次数
- 快速伸缩负荷训练的间隔应有 48~72 小时的休息期
  - 对于要进阶到高强度运动的高水平运动员
    - 随着训练强度的提升，在组间增加休息间隔或降低训练频率

注意事项和禁忌证

- **注意事项**
  - 在康复计划中高压力、高冲击性活动可以进行之前，不要开始快速伸缩负荷训练
  - 在开始快速伸缩负荷训练前，将力量和灵活性提高到适宜水平（恢复 80%~85% 肌力和 90%~95%ROM）
  - 在下肢快速伸缩负荷训练时应穿鞋，以提供支持
  - 在主动、动态的躯干和肢体运动的快速伸缩负荷训练前应热身
  - 为使在承重活动时吸收震荡和安全落地，落地时肘或膝关节应微屈
  - 若因疲劳导致快速伸缩负荷训练无法在正确模式及落地技术下进行时，训练应停止

- 儿童或老年人的注意事项：
  - 若快速伸缩负荷训练合适，应只在初级水平的活动下进行
  - 不要进行可能给关节造成过度压力的高冲击力、高负荷活动（如承重跳跃、跳箱或俯卧撑）

■ **禁忌证**

  ■ 在承重或主动运动时疼痛
  ■ 炎症
  ■ 明显的关节失稳

上肢快速伸缩负荷训练

注意

■ 在快速伸缩负荷训练前应做上肢、躯干热身活动
■ 在核心稳定和躯干力量训练中补充进行上肢快速伸缩负荷训练

目标： 提升上肢肌群肌力及提高爆发力
技术： 使用重力球在对角线模式下双上肢活动

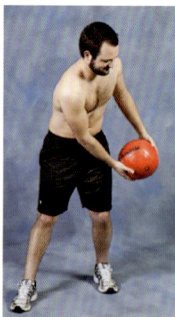

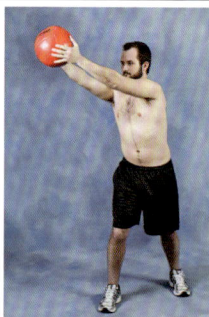

目标: 在解剖平面提高单侧上肢活动 **技术:** 针对外旋肌（见图） • 面对墙壁，在眼的高度用手水平拉住弹力带 • 在外旋位开始，放松外旋肌转为内旋（离心期） • 快速反向运动，回到外旋（向心期） **技术:** 针对内旋肌（无图） • 背对墙壁 • 在内旋位开始，放松内旋肌转为外旋（离心期） • 快速反向运动，回到内旋（向心期）	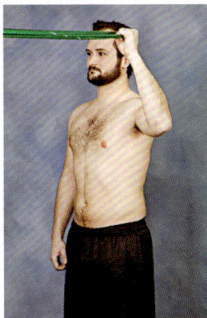
目标: 提高双侧上肢肌肉的肌力和爆发力 **技术:** 双手胸前推举重力球（俯卧位） • 抓住被治疗师丢下的球（离心期） • 将球扔回给治疗师，将手臂保持在胸部水平（向心期）	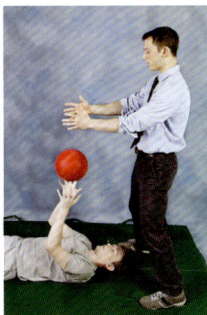

技术: 双手胸壁推举重力球(站立位) ● 在胸部水平抛接球 ● 调整站姿以保持平衡	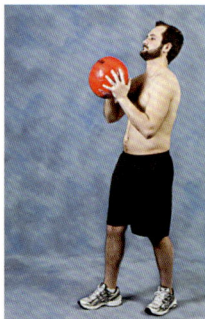
目标: 改善运动特异性和功能性活动 **技术:** 双手过顶抛接重力球(足球投掷) ● 双手过顶接球 ● 向前扔球,将球传回给伙伴	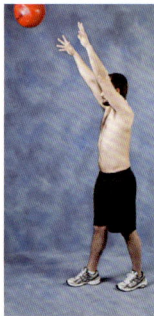
技术: 侧方抛接重力球 ● 接住抛向一侧的球,将肩关节水平外展和外旋(离心期) ● 将球传回给伙伴或投向篮板,将肩关节水平内收和内旋(向心期)	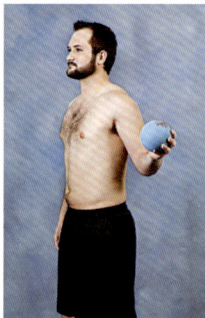

技术：单侧抛接重力球（模拟棒球投掷，针对内旋肌） ● 将手臂放在 90°/90° 位置 ● 接住抛向一侧的球，将肩关节完全外旋（离心期） ● 将球抛回给伙伴或抛向篮板（向心期）	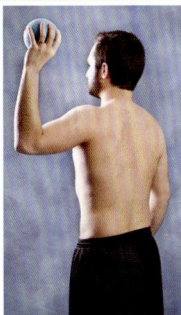
技术：模拟着重肩部运动的体育活动 ● 挥高尔夫球杆，使用重力棒 ● 使用重力球拍打网球（无图）	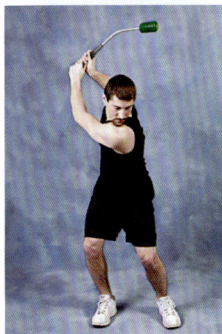

目标: 使用快速伸缩负荷训练提高肌力和爆发力，着重功能性和运动相关活动中的肘和腕运动

技术: 用手在地板上或墙上滚球（无图）

技术: 在球拍上弹球，前臂旋前且无旋后	**技术:** 抛接重力球（着重腕和肘运动；肩部保持在相对稳定姿势）

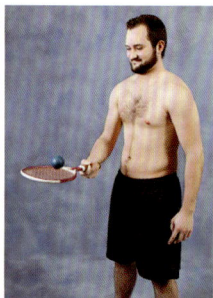

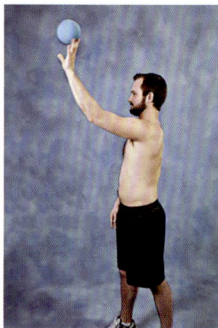

技术: 推离墙面

- 患者距离墙面 25~30cm 站立
- 治疗师推患者或患者倒向墙面
- 患者用手停止运动及推离墙面，向后倒
- 治疗师接住患者并再向前推患者，重复

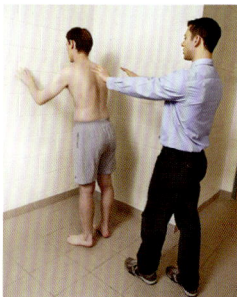

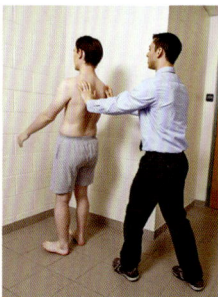

技术： 利用滑板侧向移动

- 从一侧到另一侧重心转移
- 技巧提高时增加运动的速度

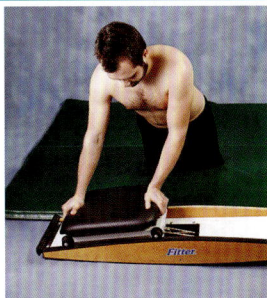

技术： 俯卧撑的变化形式

- 并掌俯卧撑（无图）：双膝或双足支撑，在将身体从地面撑起时将双手快速对掌、分开。快速进行并准备做下一个俯卧撑
- 下落俯卧撑：双手放在两个平台上支撑，双手下降到地面，然后撑起，使双手回到平台

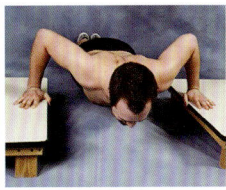

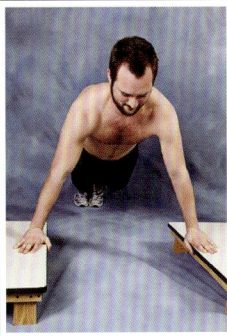

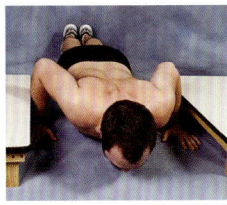

下肢快速伸缩负荷训练

注意

- 在训练前应做躯干和上肢热身活动
- 应穿可以给下肢提供支撑的鞋
- 使用核心稳定和躯干力量训练，作为下肢快速伸缩负荷训练的补充

目标： 改善下肢肌力和提高爆发力，为回归运动、工作或高强度功能性活动做好准备

技术： 从站到坐，再回到站立位
- 从站立位开始
- 快速坐在治疗球上
- 回弹，返回站立位

注意： 确保稳定治疗球

其他技术：（无图）
- 在倾斜面上蹲→站
- 在倾斜面或地板上前弓步（一侧下肢前弓步，然后迅速回到站立姿势）

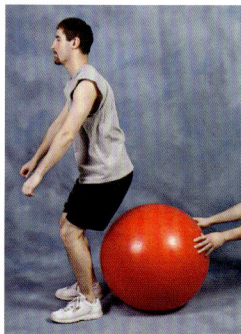

技术：侧步跳
- 快速向右跳几步，然后向左跳

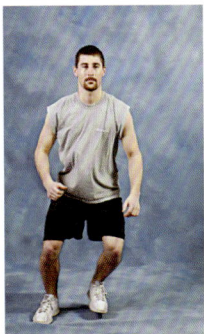

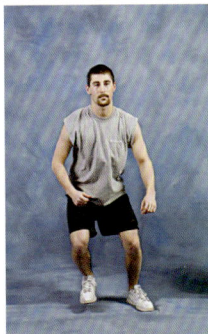

技术：在滑板上侧向运动
- 建立中线平衡
- 将重心从一侧转移到另一侧
- 技巧改善后增加运动速度

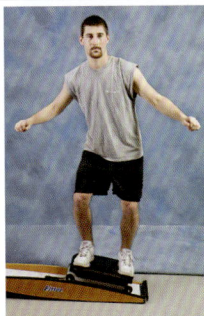

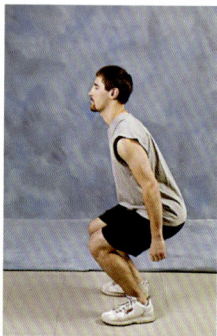

技术：蹲步起跳
- 从蹲步垂直起跳，再回到蹲步

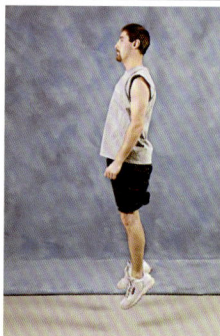

其他技术（无图）：
- 在小蹦床上跳跃
- 垂直跳跃时过顶伸够
- 垂直跳跃时躯干旋转

技术：团身跳
- 站立位开始，快速蹲下
- 尽可能向上垂直跳跃，膝贴近胸（蜷曲）
- 着地后，快速回到蹲步姿势

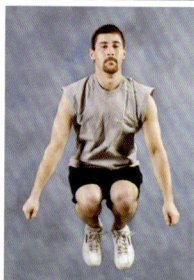

技术: 四象限跳跃	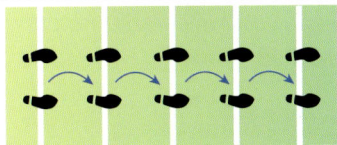
• 快速从一个象限跳跃到另一个象限	
• 向前、向后、侧向及对角线跳跃	

技术: 双腿跳	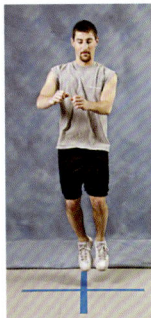
• 双脚分开与肩同宽站立	
• 向前沿直线跳跃多步	
进阶: 提高速度和增加跳跃距离	

技术: 曲线跳和单腿跳	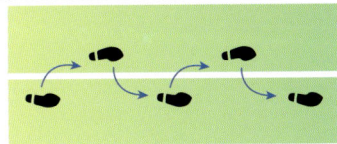
• 在曲线模式跳跃或单腿跳,向前、向后或向线两侧交替跳	

技术：跳跃或单腿跳过圆锥
- 向前或侧向跳

进阶：增加圆锥之间的距离或圆锥的
高度

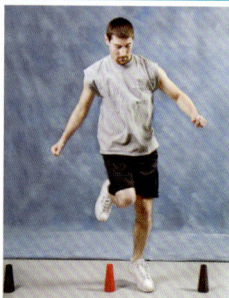

技术：跳跃、单腿跳离、跳上平台
- 在开始向前和横向跳跃时用手臂提
供动量→单腿跳

进阶：
- 手持重物
- 增加平台高度

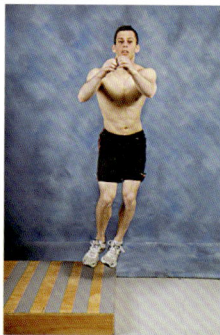

技术：双脚或单脚跳下及跳上多个平台
- 从一个平台向前跳到地面，然后跳上下一个平台
- 使用高度逐渐变化的平台

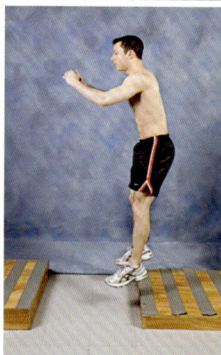

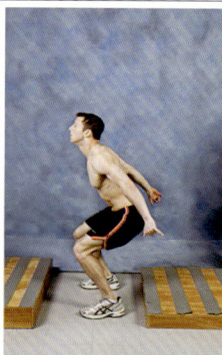

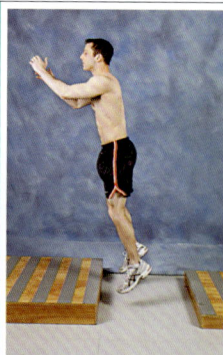

索引